Recuperar
La Salud

(Una apuesta por la vida)

Si este libro le ha interesado y desea que lo mantengamos
informado de nuestras publicaciones, puede escribirnos a
comunicacion@editorialsirio.com,
o bien registrarse en nuestra página web:
www.editorialsirio.com

Título original: GETTING WELL AGAIN

Publidado con consentimiento de Bantam Books, una división de
Bantam Doubleday Dell Publishing Group, Inc.
666 Fifth Avenue, New York, NY 10103, U.S.A.

Diseño de portada: Editorial Sirio, S.A.
Imagen de portada: © goccedocolore - Fotolia.com

©   de la edición original
    1978, O. Carl Simonton y Stephanie Mattews-Simonton

©   de la traducción
    1988, Eduardo Roselló Toca

©   de la presente edición
    EDITORIAL SIRIO, S.A.

EDITORIAL SIRIO, S.A.	NIRVANA LIBROS S.A. DE C.V.	DISTRIBUCIONES DEL FUTURO
C/ Rosa de los Vientos, 64	Camino a Minas, 501	Paseo Colón 221, piso 6
Pol. Ind. El Viso	Bodega nº 8,	C1063ACC
29006-Málaga	Col. Lomas de Becerra	Buenos Aires
España	Del.: Alvaro Obregón	(Argentina)
	México D.F., 01280	

www.editorialsirio.com
sirio@editorialsirio.com

I.S.B.N.: 978-84-16579-05-1
Depósito Legal: MA-1393-2015

Impreso en Imagraf Impresores, S. A.
c/ Nabucco, 14 D - Pol. Alameda
29006 - Málaga

Impreso en España

Stephanie Matthews-Simonton
O. Carl Simonton
James L. Creighton

Recuperar
La Salud
(Una apuesta por la vida)

Guía detallada de autoayuda para vencer el cáncer
y otras enfermedades, con sugerencias prácticas
para los pacientes y sus familias.

Traducción de Eduardo Roselló Toca

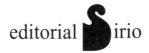

editorial Sirio

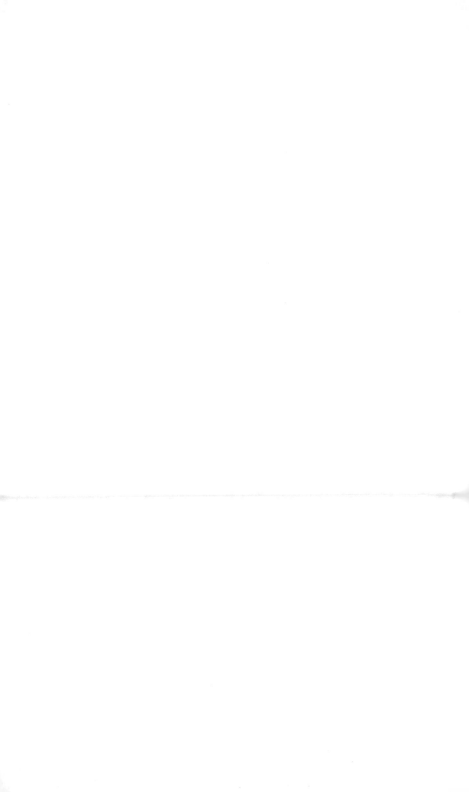

Este libro está dedicado a los pacientes que han intentado y conseguido modificar el curso de sus procesos cancerosos mediante su trabajo mental y emocional, y al valor que supone adoptar esa postura.

CARL Y STEPHANIE SIMONTON

Dedico este libro a mi esposa Maggie Creighton, que me dirigió hacia este camino y me apoyó en su recorrido.

JAMES CREIGHTON

Esta edición española se concibió, desarrolló y realizó pensando en ti. Tu presencia ha llenado sus páginas en todas las etapas de su elaboración. A Fernando Zorrilla, con amor, en memoria.

EDUARDO ROSELLÓ TOCA

PRÓLOGO A LA EDICIÓN ESPAÑOLA

En el curso de un viaje a Estados Unidos en verano de 1985, estando en una librería un amigo me acercó el libro *Getting Well Again* y me animó a leerlo. Yo lo abrí y le eché una mirada fugaz. *Guía de autoayuda para vencer el cáncer y otras enfermedades...* La verdad es que no me pareció demasiado atractivo. ¿Qué tenía eso que ver conmigo? A los treinta y cinco años, «joven, fuerte, presumido...» el cáncer en particular y la enfermedad en general eran algo que no me tocaban ni poco ni mucho. Había otros temas que me interesaban más. Así que, para evitar desairarle, cuando ese amigo se descuidó, dejé el libro en su estantería y tomé otro que me parecía mucho más sugerente: *Tiempo, relatividad y cuarta dimensión*. Desde luego, era extraordinariamente sugerente, pero no pude pasar de la segunda página. Mis conocimientos físicos y matemáticos eran bastante elementales para comprender esas largas ecuaciones. Aún conservo este libro intacto en mi biblioteca como recordatorio. Recordatorio de mi poco ejemplar forma de actuar en demasiadas ocasiones.

Pero, afortunadamente, el milagro también suele llamar dos veces. La vida siguió transcurriendo, y un par de años después, el 13 de mayo de 1987, en una intervención quirúrgica le diagnosticaron un cáncer muy avanzado a una persona querida. Entonces recordé el libro. Pensé que sería de interés para ella conocerlo, así que me puse a buscarlo e involucré a otras muchas personas en la tarea. Sin embargo, el libro no aparecía por ningún sitio. Yo había leído una gran cantidad de referencias sobre él (su primera edición era de 1977), pero aquel libro parecía haberse volatilizado.

Puesto que aparentemente no había sido publicado en castellano, decidí conseguirlo en inglés. Aprovechando un viaje que tenía programado a Irlanda, adelanté mi partida un día para hacer escala en Londres y allí comprar un ejemplar como el que había tenido en mi mano en agosto de 1985.

El domingo 14 de junio de 1987 llegué a Londres dispuesto a dedicar el lunes siguiente a la búsqueda.

El día 15 amaneció lluvioso. Pero mi entusiasmo era impermeable. Así que me dirigí resuelto a una gran librería a comprar ese ejemplar.

Aunque se trataba de un importante establecimiento, no habían oído hablar de este libro. Fui a otro, en el que creían que el título les era familiar. A otro en el que pensaban que estaba en una estantería en la que no estaba... *Absolutely nothing.* Y, ni que decir tiene, fuera de las librerías, llovía.

Pasaban las horas y llovía tanto que empecé a recordar la frase atribuida a Felipe II de que no había enviado su armada a luchar con los elementos. Ni su armada fue invencible ni mi entusiasmo impermeable, como yo había creído ingenuamente. Todo empezó a hacer agua. Cansado y mojado, decidí que ya era suficiente. Que lo iba a dejar para otra ocasión más favorable. Que me iba a tomar una cerveza e irme a la cama, y al día siguiente seguiría mi viaje a Dublín sin mi libro.

Ni corto ni perezoso, entré en un *pub* y pedí una cerveza. No parecía que fuera precisamente mi día, pues el camarero me miró de arriba abajo con reprobación y me informó de que no era hora de beber cerveza. Ni siquiera mi húmedo aspecto y mi acento extranjero le hicieron tomar en consideración que era posible que viniera de algún país con alguna legislación diferente.

Pero no estaba yo para darle ninguna clase particular de geografía, de modo que abandoné el *pub* y decidí que una chocolatina, junto con un té que me prepararía en la habitación de mi hotel, sería un buen sustituto de la cerveza. En la acera de enfrente había una tienda en la que vendían muñecos de peluche, chocolatinas y otros artículos de regalo, y allí me dirigí. Elegí mi dulce cena y me puse en la cola para pagar. Mientras esperaba y dejaba vagar mi mirada, vi una estantería con algunos libros cuyas cubiertas se mostraban tentadoras a los clientes potenciales.

Y en la estantería inferior, mirándome... ¡allí estaba *Getting Well Again*! Todo el día buscándolo, y allí estaba. No era exactamente la misma edición, pero sí el mismo libro. Esperando.

Sigilosamente me acerqué. Sigilosamente lo tomé. Sigilosamente volví a la cola. Sigilosamente... Tenía miedo de despertarme, de estar en una especie de trance inducido por la lluvia y el cansancio... pero no era así. Cuando llegué a mi hotel, empecé a leerlo. Parecía que todo seguía algún plan, que todo encajaba perfectamente.

Tuve que interrumpir la lectura para dormir un poco y poder continuar al día siguiente mi viaje.

Proseguí mi trayecto. Cuando llegué a España una semana después, había terminado el libro. Me sentía una persona diferente de la que había iniciado el viaje. La perspectiva que había vislumbrado a lo largo de las páginas de este libro sobre la salud y la enfermedad era diferente de la que tenía antes. Así que quise, lo primero, comunicar a sus autores, Stephanie y Carl Simonton, lo que su obra había significado para mí.

Puesto que en esa edición venía una dirección, les escribí para comentárselo. La dirección era antigua y estaba fuera de servicio... pero de algún modo mi carta llegó a su destino. A veces he pensado que debió de ser porque, como envié la carta por correo aéreo, mi ángel de la guarda se encargó personalmente de llevarla. Yo había escrito a Dallas, y unas semanas después recibí contestación de la propia Stephanie desde Little Rock. Además de informarme sobre su libro, sobre el estado de los derechos y demás, me comentaba que estaba viviendo en Arkansas y que allí seguía realizando su trabajo.

Yo creía que mi transformación no tenía por qué ser singular. Que otras muchas personas podían aprovecharse de las enseñanzas de este libro. Así que escribí de inmediato a las más importantes editoriales de autoayuda de España informándoles sobre él. Es más, puesto que la primera edición de *Getting Well Again* era de 1977, habían aparecido en el mercado multitud de volúmenes que hacían referencia a este. Incluso esas editoriales contaban entre sus títulos publicados con obras que citaban *Getting Well Again* y el trabajo realizado por Carl y Stephanie con abundancia, por lo que utilicé esas referencias en mis cartas: «No se fíen de mi entusiasmo. Mejor lean lo que tal autor dice sobre esta obra en el libro que *ustedes* han publicado en tales páginas». Sin embargo en esa ocasión no recibí ninguna respuesta.

Pero la experiencia del entusiasmo remojado y secado había dado su fruto. La falta de respuestas no me influyó en absoluto, sino que siempre tenía presente la posibilidad de la publicación. Si no querían los grandes, tendrían que ser los pequeños. Un amigo que tenía una editorial me sugirió la idea de publicarlo en ella. No me parecía una idea muy afortunada, pues los temas que trataba su editorial eran muy diferentes. Pero no estaba yo para hacerme el interesante, así que accedí. Realizamos las gestiones oportunas y a finales de 1987 nos comunicaron que los propietarios se mostraban de acuerdo ante nuestra pretensión. ¡Cómo no estarlo si, a pesar del éxito de la obra en los Estados Unidos y el resto del mundo, en los países de habla hispana *nadie* había mostrado el menor interés por ella en diez años!

Me confiaron la tarea de traducirlo, y en ese punto surgió una nueva dificultad. Anteriormente ya había traducido otros libros, pero entonces disponía de una secretaria que los mecanografiaba. Ahora había cambiado el rumbo de mi vida y en ese cambio había dejado de tener secretaria. Y yo no sabía escribir a máquina. Bueno, ese era un problema de los que ya no se planteaba mi entusiasmo. ¡Qué nimiedad! Aprendí mecanografía, aprendí a manejar un ordenador, y me puse manos a la obra.

La persona en la que yo pensaba al buscar el libro no pudo verlo. Unas semanas antes de que comenzara a traducirlo, murió. Y en esos momentos de dolor y confusión, *Recuperar la salud*, que es como lo titulé, demostró su capacidad sanadora y reconfortante. Por si aún lo ignoraba o tenía alguna duda.

Finalmente, el 7 de octubre de ese año de gracia de 1988, apareció la primera edición de *Recuperar la salud*. Fue un éxito desde el principio. La primera edición se agotó pronto. Luego la segunda. Así que cuando Manuel Luján y yo iniciamos nuestra aventura editorial en Los Libros del Comienzo un par de años después, deseamos incorporar este título a nuestro fondo y, sin ningún problema y tras llevar a cabo los trámites oportunos, adquirimos *Recuperar la salud* y *Familia contra enfermedad*, el otro libro escrito por Stephanie Simonton, que ya forman parte de nuestro catálogo. Y esta que tienes en tus manos es la decimocuarta edición. La decimocuarta edición de una obra que ha ayudado a millones de personas en todo el mundo.

Un libro, un simple libro, puede también ser algo de lo que podemos aprender, algo que nos puede servir para contemplar un milagro más, algo que puede producir cambios profundos. Se trata, una vez más, de vivir en el corazón, y de observar, entonces, qué pasa.

EDUARDO ROSELLÓ TOCA

AGRADECIMIENTOS

Estamos profundamente agradecidos a los trabajos de otros investigadores cuyos esfuerzos han proporcionado la base para nuestro propio trabajo y para este libro.

Queremos expresar nuestro agradecimiento por el apoyo y el aliento del personal y amigos de la Facultad de Medicina de la Universidad de Oregón, especialmente del Departamento Oncológico de Radiación, durante el nacimiento de este proyecto; al Servicio Oncológico y al Departamento de Radiología del centro médico de la Base Aérea de Travis por su apoyo a la hora de desarrollar un programa formal dirigido a las necesidades emocionales de los pacientes de cáncer, y un agradecimiento especial a Oscar Morphis, oncólogo de Fort Worth, en Texas, por su apoyo y conocimientos.

El interés y el aliento de nuestros padres ha sido una gran fuente de vigor; se lo agradecemos profundamente. El apoyo de Robert F. White, de Minnesota; Len y Anita Halpert,

15

de Nueva York, y Dorothy Lyddon, de California, ha sido de mucha ayuda, y les damos las gracias por ello.

Una beca del Instituto de Ciencias Noéticas, que aceleró nuestro trabajo y nos permitió ampliar nuestras investigaciones, nos ha resultado muy útil y la hemos apreciado mucho.

Asimismo, queremos dar las gracias a Jean Achterberg-Lawlis, Anne Blocker, Bob Gilley, Frances Jaffer, Flint Sparks y, por su excelente ayuda en muchos borradores, a Sharon Lilly.

Deseamos agradecer a nuestra editora, Victoria Pasternack, por su guía y dedicación personal para la realización de este libro, y a nuestro editor, Jeremy Tarcher, por su excelente ayuda, consejo y amistad... sin los cuales este libro no hubiera sido lo que es.

Un agradecimiento especial a Reece y Doris Halsey por ayudarnos a que este libro llegara a ser.

Estamos especialmente agradecidos a los conocimientos y a la guía de John Gladelter, cuyos consejos han mejorado de forma drástica la calidad de nuestras vidas, tanto personal como profesionalmente.

Finalmente, deseamos dar las gracias a nuestros pacientes, que nos han permitido compartir tanto de ellos mismos.

CARL Y STEPHANIE SIMONTON

Estoy muy agradecido a mi secretaria, Marie von Felton, que escribió y reescribió a máquina el manuscrito y todos sus borradores.

JAMES CREIGHTON

Primera parte

LA MENTE Y EL CÁNCER

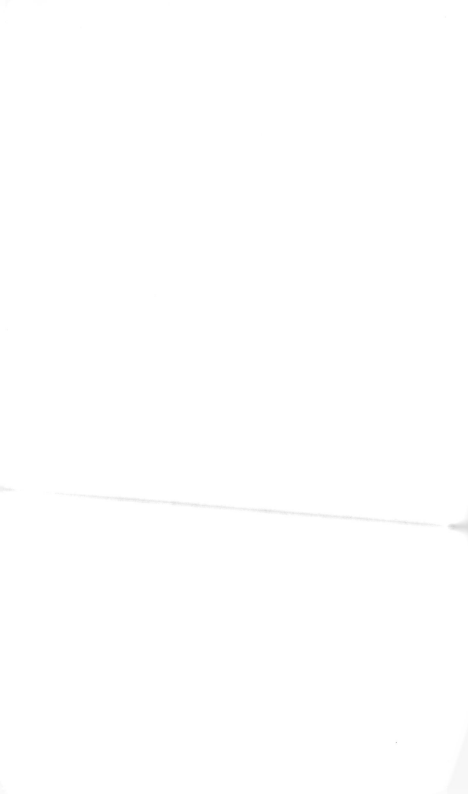

1

LA CONEXIÓN MENTE-CUERPO:
UN ACERCAMIENTO PSICOLÓGICO AL
TRATAMIENTO DEL CÁNCER

Todos nosotros tomamos parte en nuestra salud o enfermedad en todo momento.

Este libro muestra cómo las personas con cáncer u otras enfermedades serias pueden participar en la recuperación de su salud. También muestra a los que no están enfermos cómo pueden participar en el mantenimiento de su salud.

Empleamos la palabra *participar* para indicar el papel vital que todos desempeñamos en la creación de nuestro propio nivel de salud. Asumimos la idea de que la sanación es algo que *se nos* hace; de que si tenemos un problema médico, nuestra única responsabilidad consiste en buscar un doctor que nos cure. Esto tiene algo de cierto, pero es solo una parte de la historia.

Todos participamos en nuestra propia salud mediante nuestras creencias, nuestros sentimientos y nuestra actitud hacia la vida, así como —de modo más directo— mediante el ejercicio o la dieta. Además, nuestra respuesta al tratamiento médico está influenciada por nuestro sistema de creencias sobre su efectividad y por la confianza que tenemos en el equipo médico. Este libro no trata en ningún modo de minimizar el papel de los profesionales de la salud implicados en el tratamiento médico. En vez de esto, *Recuperar la salud* describe lo que *tú* puedes hacer, conjuntamente con este tratamiento, para alcanzar y mantener la deseada salud.

La comprensión de cuánto se puede participar en la salud o en la enfermedad es el significativo primer paso para cualquier persona que desee recuperarse. Para muchos de nuestros pacientes ha sido el momento más crítico e importante. Quizás lo sea también para ti.

Nosotros somos Carl y Stephanie Simonton, y dirigimos el Centro de Terapia e Investigación sobre el Cáncer de Dallas, en Texas. Carl, director médico del centro, es oncólogo especializado en radioterapia. Stephanie es la directora de psicoterapia y es psicóloga titulada.

La mayoría de nuestros pacientes, que llegan de todo el país, han recibido de sus doctores un diagnóstico de «médicamente incurables». Según las estadísticas nacionales de cáncer, tienen una esperanza media de vida de un año. Cuando estas personas creen que solo el tratamiento médico puede ayudarles —pero sus oncólogos le han dicho que la medicina ya no puede hacer nada por ellos, y que probablemente solo les quedan unos meses de vida—, se sienten hundidos, atrapados, desamparados y, generalmente, satisfacen las expectativas de sus doctores. Pero si los pacientes movilizan sus propios recursos y participan activamente en su recuperación, pueden superar esas expectativas y alterar de modo significativo la calidad de sus vidas.

Las ideas y técnicas descritas en este libro constituyen el enfoque que empleamos en nuestro Centro de Terapia e Investigación sobre el Cáncer, para mostrar a nuestros pacientes cómo pueden participar en la recuperación de su salud y vivir una vida más satisfactoria y gratificante.

EL PUNTO DE PARTIDA: EL DESEO DE VIVIR

¿Por qué algunos pacientes recuperan su salud y otros mueren, cuando el diagnóstico es el mismo para todos ellos? Carl se interesó por este problema cuando estaba efectuando la residencia como especialista en oncología en la Facultad de Medicina de la Universidad de Oregón. Allí observó que pacientes que afirmaban que querían vivir a menudo se comportaban como si realmente no quisieran. Había pacientes de cáncer de pulmón que se negaban a dejar de fumar, otros con cáncer de hígado que seguían bebiendo y otros que no acudían con regularidad al tratamiento.

En muchos casos, había personas cuyos pronósticos médicos indicaban que, con tratamiento, podían esperar vivir muchos años más. Y aunque afirmaban repetidamente que tenían muchísimas razones para vivir, estos pacientes mostraban una mayor apatía, depresión y actitud de entrega que muchos otros a los que se les había diagnosticado la enfermedad en su fase terminal.

En esta última categoría se encontraba un pequeño número de pacientes que habían sido enviados a casa tras un tratamiento mínimo, y con pocas expectativas de que llegaran con vida a su próxima visita de control. Sin embargo, años después seguían volviendo a sus reconocimientos anuales o semestrales, manteniendo una salud bastante buena y superando inexplicablemente las estadísticas.

Cuando Carl les preguntaba el porqué de su buena salud, solían dar respuestas del tipo: «No puedo morir hasta que mi hijo se gradúe en la universidad», «Soy muy necesario en mi trabajo» o «No quiero morir hasta haber resuelto mis problemas con mi hija». El punto común de estas respuestas era la creencia de que *ejercían alguna influencia en el curso de su enfermedad*. La diferencia esencial entre estos pacientes y los que no cooperaban era su actitud hacia la enfermedad y su postura más positiva ante la vida. Aquellos que continuaban bien tenían un mayor «deseo de vivir». Este descubrimiento nos fascinó.

Stephanie, con su formación en terapia motivacional, se había interesado en los triunfadores fuera de lo normal... esas personas que en los negocios parecen destinadas a llegar a la cima. Había estudiado la conducta de los triunfadores excepcionales y había enseñado los principios de dicha conducta a las personas con un nivel de realización medio. Parecía razonable estudiar del mismo modo a los pacientes de cáncer... para aprender qué tenían en común aquellos que estaban consiguiendo buenos resultados y en qué se diferenciaban de los que no los conseguían.

Si la diferencia entre el paciente que recupera su salud y el que no lo consigue es en parte una cuestión de actitud hacia la enfermedad y de creencia en la posibilidad de ejercer alguna influencia sobre ella, nos preguntamos cómo podríamos dirigir las creencias de nuestros pacientes en esa dirección positiva. ¿Podríamos aplicar las técnicas de la psicología motivacional para inducir y realizar el «deseo de vivir»? Cuando comenzamos en 1969, lo primero que hicimos fue investigar todas las posibilidades, explorando diversas técnicas psicológicas, como grupos de encuentro, terapia de grupo, meditación, visualización, pensamiento positivo, técnicas motivacionales, cursos de desarrollo mental y las técnicas de retroalimentación biológica o *biofeedback*.*

De nuestro estudio del *biofeedback*, sacamos la conclusión de que ciertas técnicas capacitaban a los individuos para influir en sus propios procesos internos, como el ritmo cardiaco o la presión sanguínea. Otro aspecto muy importante del *biofeedback* —el manejo de imágenes mentales— era también uno de los componentes principales de otras técnicas que habíamos estudiado. Cuanto más avanzábamos en ello, más intrigados nos sentíamos.

El proceso de elaboración de imágenes mentales implicaba un periodo de relajación, durante el cual el paciente hacía una representación mental de una meta o de un resultado deseados. Para el paciente oncológico, esto significaría que debería tratar de visualizar el cáncer, el tratamiento destruyéndolo y, lo que es más importante, las defensas naturales de su cuerpo ayudándole a recuperarse. Tras unas conversaciones con dos de los más importantes investigadores del *biofeedback*, los doctores Joe Kamiya y Elmer Green, de la clínica Menninger, decidimos emplear estas técnicas de manejo de imágenes mentales con los pacientes de cáncer.

---

* El *biofeedback* o retroalimentación biológica, es un método que enseña a tomar conciencia de las actividades automáticas e inconscientes del organismo y a controlarlas voluntariamente con la ayuda de aparatos electrónicos que registran dichas actividades. (N. del T.)

El primer paciente: un ejemplo espectacular

El primer paciente con el que hicimos una prueba para aplicar nuestras teorías en vías de desarrollo era un hombre de sesenta y tres años que llegó a la facultad de medicina en 1971 con un tipo de cáncer de garganta de pronóstico grave. Estaba muy débil, su peso había bajado de 60 a 45 kilos, apenas podía tragar su propia saliva y tenía muchas dificultades respiratorias. Había menos de un 5% de probabilidades de que sobreviviera cinco años. A decir verdad, los médicos de la facultad de medicina habían tenido serias dudas sobre la conveniencia de tratarle, pues era muy posible que la terapia solo sirviera para hacerle más desgraciado, sin que disminuyera su cáncer de modo significativo.

Carl fue a la sala de reconocimientos decidido a ayudar a este hombre a que participara activamente en su tratamiento. Era un caso que justificaba el uso de medidas excepcionales. Comenzó explicándole cómo él mismo podría influir en el curso de su propia enfermedad. A continuación le esbozó un programa de relajación y elaboración de imágenes mentales basado en las investigaciones que habíamos realizado. Se le dijo al hombre que debía sentarse tres veces al día, de cinco a quince minutos cada vez –por la mañana al levantarse, a mediodía después de la comida y por la noche antes de acostarse– y durante estos periodos debía concentrarse en los músculos de su cuerpo, comenzando por la cabeza y descendiendo lentamente hasta los pies, diciéndole a cada grupo muscular que se relajara. Luego, ya en un estado más relajado, debía representarse a sí mismo en un lugar agradable y tranquilo: sentado bajo un árbol, a la orilla de un arroyo, o en cualquier lugar que a él le apeteciera imaginar, con tal de que fuera agradable. Después de esto, debía imaginar vívidamente su cáncer de cualquier forma que se le ocurriera.

A continuación, Carl le pidió que hiciera una representación mental de su tratamiento, radioterapia, como si consistiera en millones de minúsculos proyectiles de energía que golpeaban a todas las células, tanto a las normales como a las cancerosas. Como las células cancerosas eran más débiles y más desorganizadas que las sanas, no podrían reparar el daño de los impactos, sugirió Carl, de modo que las normales permanecerían saludables mientras que las cancerosas morirían.

A continuación, Carl pidió al paciente que hiciera una representación mental del último y más importante paso: los leucocitos de su sangre que llegaban, caían sobre las células cancerosas, se llevaban a las muertas y a las moribundas y las eliminaban del cuerpo a través del hígado y los riñones. En su pantalla mental tenía que visualizar el cáncer disminuyendo de tamaño y la salud que volvía a la normalidad. Cuando completara este ejercicio, podía dedicarse a sus actividades cotidianas durante el resto del día.

Lo que sucedió superó cualquiera de las anteriores experiencias que Carl había tenido al tratar a pacientes de cáncer solo con intervención física. La radioterapia funcionó excepcionalmente bien, y el hombre no mostró casi ninguna reacción negativa secundaria a la radiación, ni en la piel ni en las mucosas de la boca y la garganta. Mediado el tratamiento, podía comer de nuevo. Ganó peso y fuerza física. El cáncer desapareció progresivamente.

A lo largo del tratamiento —tanto de la radioterapia como de la elaboración de imágenes mentales— el paciente faltó tan solo a una de las sesiones de visualización por haberse visto retenido en un embotellamiento de tráfico un día que salió a dar un paseo en coche con un amigo. Se sintió muy irritado —consigo mismo y con su amigo— porque le parecía que estaba perdiendo el control sobre sí mismo, por el mero hecho de haberse perdido esa sesión.

El tratamiento de este paciente era emocionante aunque daba escalofríos. Las posibilidades de sanación que parecían abrirse ante nosotros estaban mucho más allá de lo que Carl podía admitir con su formación médica convencional.

El paciente continuó progresando hasta que finalmente, dos meses después, no mostraba signos de cáncer. La fuerza de su convicción en su capacidad de influir en el curso de su enfermedad era evidente cuando, casi al final de su tratamiento, le dijo a Carl:

—Doctor, al principio le necesitaba a usted para ponerme bien. Ahora pienso que aunque usted desapareciera, yo podría hacerlo por mí mismo.

A medida que el cáncer iba remitiendo, el paciente decidió aplicar por su cuenta la técnica de elaboración de imágenes mentales para aliviar su artritis, la cual le había molestado durante años. Se representó mentalmente a los leucocitos de su sangre lijando las zonas de contacto de los huesos de sus brazos y piernas, eliminando de allí cualquier posible desecho y dejando las superficies pulidas y resbaladizas. Los síntomas de la artritis se redujeron progresivamente y, aunque volvían de vez en cuando, podía hacerlos disminuir hasta el punto de que podía ir a pescar salmones con frecuencia, deporte no muy fácil de practicar incluso sin artritis.

Además de esto, decidió emplear este enfoque de relajación y visualización de imágenes mentales para modificar su vida sexual. A pesar de haber padecido impotencia durante casi veinte años, tras unas cuantas semanas de práctica de las técnicas de visualización, consiguió tener una actividad sexual plena, y su estado de buena salud ha permanecido estable en todas estas áreas durante más de seis años.

Fue una suerte que los resultados de este primer caso fueran tan espectaculares, pues cuando comenzamos a hablar abiertamente en los ambientes médicos sobre nuestras experiencias y a adelantar la idea de que los pacientes tenían más influencia en la evolución de sus enfermedades de lo que se solía admitir, recibimos una fuerte reacción negativa. Había momentos en que también nosotros dudábamos de nuestras propias conclusiones. Como todo el mundo —y muy especialmente las personas con formación médica académica—, habíamos aprendido a contemplar la enfermedad como algo que «sucedía» a las personas, sin que fuera posible ningún tipo de control psicológico individual sobre su curso o con una relación causa-efecto muy pequeña sobre la enfermedad y el resto de lo que sucedía en la vida.

Sin embargo, continuamos utilizando este enfoque para el tratamiento del cáncer. Aunque en algunos casos no supuso variación alguna en la enfermedad, en la mayor parte produjo cambios significativos en las respuestas de los pacientes al tratamiento. Hoy, muchos años después del primer caso ya descrito, hemos desarrollado e incorporado otros procesos a la visualización y los hemos utilizado con nuestros pacientes, primero en la Base Aérea de Travis, donde Carl era jefe de radioterapia, y después en nuestro centro en Fort Worth. Estas técnicas son la base de «Caminos a la salud», segunda parte de este libro.

Una aproximación integral al problema del cáncer

Como el cáncer es una enfermedad tan espantosa, en el momento en que la gente sabe que alguien lo sufre, esto se convierte en el rasgo característico fundamental que define a ese individuo. Esa persona puede desempeñar un gran número de roles –padre, jefe, amigo...– y tener muchas y muy valiosas características personales –inteligencia, encanto, sentido del humor...–, pero desde ese preciso instante se transforma en un «paciente de cáncer». La plena identidad humana se pierde en aras de la identidad del cáncer. Todo el mundo, incluido frecuentemente el médico, tan solo es consciente del hecho físico de la enfermedad, y todo el tratamiento es dirigido al paciente considerado como un cuerpo, no como una persona.

Nuestra premisa central es que una enfermedad no es simplemente un problema físico, sino más bien un problema global, ya que comprende no solo el cuerpo, sino también la mente y las emociones. Creemos que los estados emocionales y mentales juegan un papel determinante, tanto en la *susceptibilidad* a la enfermedad, cáncer incluido, como en la *recuperación* de ella. Pensamos que el cáncer suele ser una indicación de problemas presentes en la vida del individuo, problemas que se agravan o se complican por un conjunto de tensiones, de seis a dieciocho meses antes del comienzo de esa afección. El paciente de cáncer responde de forma típica a esos problemas y tensiones con un profundo sentimiento de desesperanza, de entrega, de rendición. Creemos también que esta respuesta emocional «dispara» a su vez un conjunto de respuestas fisiológicas que suprimen las defensas naturales del cuerpo y hacen más susceptible la producción de células anormales.

Si consideramos que estas creencias son correctas –y la mayor parte de los próximos capítulos te mostrará por qué estamos firmemente convencidos de que así es–, se hace necesario que tanto el paciente como el médico que trabaje con él en su recuperación consideren no solo lo que está sucediendo en el plano físico sino, de modo igualmente importante, lo que está sucediendo en el resto de la vida del paciente. Si el sistema conjunto de mente, cuerpo y emociones, que constituye el todo integral que es la persona, no está funcionando en dirección a la salud, las intervenciones puramente físicas no conseguirán el éxito. Un programa de tratamiento efectivo, por consiguiente, se dirigirá al ser humano en su totalidad y no se enfocará exclusivamente en la dolencia, pues esto sería análogo a tratar de combatir una epidemia de fiebre amarilla solo con sulfamidas, sin secar también las charcas en las que viven y se reproducen los mosquitos portadores de la enfermedad.

RESULTADOS DE ESTE ENFOQUE

Después de tres años enseñando a los pacientes a usar sus mentes y sus emociones para modificar el curso de sus malignidades, decidimos llevar a cabo un estudio con el objetivo de distinguir los efectos de los tratamientos médico y emocional para demostrar de un modo científico que el tratamiento emocional daba efectivamente resultados.

Comenzamos estudiando un grupo de pacientes con enfermedades juzgadas como médicamente incurables. El tiempo previsto de supervivencia para el paciente medio con este tipo de malignidad es de doce meses.

En los últimos cuatro años, hemos tratado a ciento cincuenta y nueve pacientes con diagnóstico de «malignidad médicamente incurable». Sesenta y tres de ellos están vivos con un tiempo medio de supervivencia de 24,4 meses desde que se realizó el diagnóstico. La esperanza media de vida para este grupo de pacientes, según las estadísticas nacionales, es de 12 meses. Un grupo de control –de resultados comparables a los de las estadísticas nacionales– tiene un tiempo de supervivencia de menos de la mitad que nuestros pacientes. Los participantes de nuestro estudio que murieron presentaron un tiempo medio de supervivencia de 20,3 meses. En otras palabras, los pacientes de nuestro estudio que están vivos han vivido, por término medio, dos veces más que aquellos que solo recibieron tratamiento médico. Incluso los pacientes de nuestro estudio que murieron vivieron una vez y media más que el grupo de control.

ESTADO DE LA ENFERMEDAD	NÚMERO DE PACIENTES	PORCENTAJE
Sin evidencia de la enfermedad	14	22%
Tumor en regresión	12	19,1%
Enfermedad estabilizada	17	27,1%
Nuevo crecimiento tumoroso	20	31,8%

Esta era la situación de los pacientes vivos en enero de 1978. Recuerda que el 100% de estos pacientes eran considerados como médicamente incurables.

Naturalmente, la duración de la vida tras el diagnóstico es solo uno de los aspectos de la enfermedad. De igual importancia es la calidad de la vida mientras el paciente sobrevive. Hay pocos índices objetivos para medir la calidad de vida.

Nosotros tuvimos en cuenta el del nivel de actividad cotidiana mantenido durante el tratamiento y después de este, comparado con el nivel de actividad antes del diagnóstico. En el momento presente, el 51% de nuestros pacientes mantienen el mismo nivel de actividad que tenían antes del diagnóstico; de ellos, el 76% son al menos el 75% tan activos como lo eran antes de que le diagnosticaran el cáncer. Según nuestra experiencia clínica, este nivel de actividad en pacientes «médicamente incurables» es extraordinario.

Los resultados de nuestro enfoque nos hicieron cobrar confianza en nuestras conclusiones: que una participación activa y positiva puede influir en el desarrollo de la enfermedad, en el resultado del tratamiento y en la calidad de vida.

Se podría argumentar que estamos ofreciendo «falsas esperanzas», que al sugerir que se puede influir en el curso de la enfermedad estamos creando expectativas poco realistas. Es cierto que el curso del cáncer difiere tan drásticamente de una persona a otra que no podemos soñar con ofrecer garantías. Siempre existe la incertidumbre, lo mismo que sucede en la práctica médica convencional, pero la esperanza –así lo sentimos nosotros– es la posición mental necesaria frente a la incertidumbre.

Como veremos en detalle en próximos capítulos, las expectativas, ya sean positivas o negativas, pueden jugar un papel muy significativo para determinar los resultados. Una expectación negativa evita la decepción, pero también puede contribuir a conseguir un resultado negativo que no fuese inevitable.

Como es obvio, no hay garantías hasta este momento de que una expectación positiva de recuperación tenga necesariamente que suceder. Pero cuando no hay esperanza, lo que queda es desesperanza..., un sentimiento que, como veremos, forma una parte demasiado importante de la vida y de la personalidad del paciente de cáncer. No negamos la posibilidad de la muerte; es más, trabajamos con nuestros pacientes para ayudarles a afrontarla como uno de los posibles resultados. Pero también trabajamos para ayudarles a creer que pueden influir en su condición y que su mente, su cuerpo y sus emociones pueden trabajar conjuntamente para crear salud.

La teoría en la práctica

Recuperar la salud está dividido en dos grandes partes. La primera describe la teoría en la que se basa nuestro enfoque psicológico del tratamiento del cáncer; la segunda presenta un programa para la recuperación tanto de los pacientes como de sus familias. Los capítulos de la primera parte, «La mente y el cáncer», no pretenden probar la validez de este enfoque a la comunidad científica. Son, más bien, un esfuerzo para proporcionar una explicación sencilla y directa, y que así puedas decidir si nuestro enfoque es razonable y si deseas utilizarlo. La segunda parte recorre los «Caminos a la salud», el programa que utilizamos en el Centro de Terapia e Investigación sobre el Cáncer en Fort Worth. Te instamos a que ensayes las técnicas específicas. Leerlas pero no practicarlas no es más eficaz que tener una receta pero no tomar el medicamento. Al tomar parte en el programa, participarás en tu salud.

En el último capítulo, estudiaremos las dificultades de vivir con una persona amada que tenga una enfermedad que amenace su vida. Describiremos algunos de los problemas de comunicación que pueden tener lugar, el caleidoscopio de sentimientos y la posibilidad de un aumento de la intimidad y del amor en la experiencia. Si tienes cáncer, no solo te animamos a que lo leas, sino que te invitamos a que se lo des a tu cónyuge, a tus hijos, a tu familia y a tus amigos.

Invitamos a todos nuestros lectores a que se unan a nosotros en la búsqueda de nuevos métodos para recuperarse de la enfermedad y mantener la salud.

2

MISTERIOS DE LA SANACIÓN: EL INDIVIDUO Y SUS CREENCIAS

La imponente tecnología de la medicina moderna proyecta una imagen de tanta potencia y conocimiento que hace difícil creer que nuestros recursos individuales puedan tener algún significado o importancia. Por supuesto, nadie podría responsablemente menospreciar los avances de la medicina en nuestros tiempos. Sus realizaciones se encuentran entre los productos más elaborados de la mente humana. Simplemente en el tratamiento del cáncer se han hecho grandes avances en radioterapia, en sofisticados procedimientos de quimioterapia y en técnicas quirúrgicas. Como resultado de este extraordinario despliegue tecnológico, entre el 30 y el 40% de todos los pacientes de cáncer se «curan» de su enfermedad.

Algunos pacientes oncológicos reciben su tratamiento por medio de unas máquinas colocadas en habitaciones especiales adornadas con signos que avisan sobre el peligro de las radiaciones. Se los deja solos para que traten de averiguar por qué, si el tratamiento es tan bueno y hace tanto bien, todos los miembros del equipo médico lo evitan tan cuidadosamente. Otras máquinas emiten unos ruidos y silbidos tan potentes que el paciente debe llevar orejeras. El equipo de diagnóstico más reciente es tan vasto que el paciente es atado a una rueda e introducido en una máquina con la que se pueden realizar exámenes de cualquier rincón de su cuerpo. Los equipos quirúrgicos emplean aparatos increíblemente sofisticados y caros en operaciones de muchas horas de duración en las que se utilizan los procedimientos técnicos más elaborados. La tecnología es brillante y poderosa. De hecho, algunas terapias contra el cáncer son tan potentes que los pacientes temen a sus efectos secundarios casi tanto como a la propia enfermedad.

Tanto tiempo, tanto dinero y tanto saber se han dedicado a nuestra tecnología médica que es fácil pensar que la ciencia de la medicina es todopoderosa. Pero cuando, a pesar de todo ello, la gente sigue muriendo, la que parece todopoderosa es la enfermedad.

Las máquinas relucientes, los laboratorios gigantescos y los genuinos logros médicos de nuestro tiempo nos pueden hacer olvidar que muchos de los ingredientes esenciales de la sanación siguen siendo misteriosos. Es importante que recordemos los límites de nuestros conocimientos.

LA IMPORTANCIA DEL INDIVIDUO

No hay ningún especialista de cáncer que no se haya planteado por qué unos pacientes mueren mientras que otros, con prácticamente el mismo pronóstico y el mismo tratamiento, se recuperan. Una situación de este tipo se dio con dos pacientes que intervenían en nuestro programa. Ambos recibieron el mejor tratamiento médico posible. Ambos participaron en los procesos y en las técnicas descritas en este libro. Pero sus respuestas fueron muy diferentes. Jerry Green y Bill Spinoza (los nombres son ficticios) tenían diagnósticos prácticamente idénticos de cáncer de pulmón con metástasis en el cerebro.

El día en que recibió su diagnóstico, Jerry se retiró de la vida. Abandonó su trabajo y, tras haber puesto en orden sus asuntos financieros, se dedicó a permanecer sentado frente al aparato de televisión, mirándolo absorto hora tras hora. En el plazo de veinticuatro horas comenzó a experimentar fuertes dolores y falta de energía.

Nadie conseguía hacerle interesarse en nada durante mucho tiempo. Recordó que siempre había deseado hacer unos taburetes para la casa, así que, durante una semana o dos, se puso a trabajar en su taller, sintiendo cómo se incrementaba su energía y disminuía el dolor. Pero en cuanto estuvieron terminados los taburetes, volvió a la televisión. Su mujer nos comentó que en realidad solo estaba pendiente del reloj, para que no se le pasara la hora de su medicamento contra el dolor. Jerry no mostró ninguna respuesta a la radioterapia y murió en el plazo de tres meses. Su mujer recordaba después que tanto sus padres como muchos de sus familiares más próximos habían fallecido de cáncer y que, de hecho,

Jerry ya le había advertido cuando se casaron que él también moriría de esa enfermedad.

A Bill Spinoza también se le diagnosticó cáncer de pulmón que se le había extendido al cerebro. Su pronóstico de supervivencia y su tratamiento eran casi idénticos a los de Jerry. Pero su respuesta al diagnóstico fue muy diferente. Bill aprovechó la enfermedad como una oportunidad de revisar sus prioridades en la vida. Como viajante y director de ventas, había estado siempre en movimiento y, como él decía, sin «tiempo para ver los árboles». Aunque continuó trabajando, modificó su horario a fin de poder disponer de más tiempo para realizar actividades que le parecían placenteras. En nuestra clínica participó activamente en los grupos de terapia y utilizó con regularidad los procesos de visualización que aprendió allí. Respondió favorablemente a la radioterapia y llegó a estar libre de síntomas. Durante todo este tiempo permaneció activo. Sin embargo, aproximadamente un año y medio después de terminar nuestro programa, Bill experimentó varios reveses emocionales y, en un plazo bastante breve, sufrió una recaída y murió poco después.

Ambos pacientes habían tenido el mismo diagnóstico, y ambos habían recibido el mismo tratamiento. Pero Bill sobrevivió a Jerry en más de un año y superó considerablemente el pronóstico médico para este tipo de cáncer. Es más, la *calidad* de la vida que Bill vivió fue muy diferente; él estaba involucrado en la vida, era activo, se divertía con su familia y sus amigos. Cada paciente respondió a su tratamiento de formas que no son las más típicas. El derrumbamiento de Jerry fue más estrepitoso de lo que normalmente se podía prever. Por otra parte, Bill sobrevivió a su pronóstico en muchos meses.

UNA RECUPERACIÓN MISTERIOSA

Mientras que los casos de Bill y Jerry muestran las diferencias que puede producir la personalidad de cada individuo, los misterios de la recuperación se ven ilustrados aún más drásticamente en el caso de Bob Gilley, un próspero ejecutivo de seguros de Charlotte, en Carolina del Norte. Bob siempre había gozado de una salud casi perfecta y, como consecuencia de ello, nunca se había preocupado mucho por la enfermedad. Durante años había sido un ferviente jugador de frontón. Sin embargo, en los meses anteriores a su diagnóstico, se daba cuenta de que estaba emocionalmente «bajo»: se sentía desanimado y deprimido por algunas de las relaciones de su vida. Pero cuando acudió a su examen físico anual en 1973, se sentía «físicamente bien»; de hecho, había estado jugando al frontón durante una hora la mañana del examen.

Como consecuencia de su trabajo, Bob era muy consciente del valor de los exámenes físicos periódicos, aunque solía acudir a ellos con algo de aburrimiento, pues no solían detectarle ningún signo de enfermedad. El electrocardiograma, los rayos X, los análisis de sangre... todo era normal, pero tras un examen minucioso, le descubrieron un bulto en la ingle. Le dieron cita para realizarle una biopsia quirúrgica la semana siguiente.

Bob describió su experiencia en una presentación realizada para pacientes de cáncer y profesionales de la salud interesados en nuestro enfoque:

> Me dijeron que me practicarían un pequeño corte, tal vez de un par de centímetros de largo, muy similar a la incisión de una apendicectomía. Sin embargo, cuando desperté varias

horas después de la biopsia, descubrí que me habían abierto todo el abdomen, tanto vertical como horizontalmente. Cuando el cirujano llegó, me dijo que era muy difícil identificar el tipo particular de tejido que había retirado. Era una especie de masa maligna, pero yo tenía muchas probabilidades de salir bien. A la mañana siguiente, la probabilidad había bajado al 50%. Cuando mi propio doctor entró en la escena, el diagnóstico había cambiado de nuevo. Solo me daban un 30% de probabilidades de supervivencia.

Tras arduos debates, el patólogo, el oncólogo y el cirujano lo calificaron finalmente como «carcinoma indiferenciado secundario». Mis oportunidades de salvación habían caído a menos de un 1%.

Bob fue entonces enviado a una gran clínica especializada en cáncer para recibir el tratamiento de quimioterapia:

Fue una extraña experiencia. Llegué allí muy debilitado por la intervención quirúrgica, y durante todo un día tuve que permanecer sentado en una sala de espera con cientos de pacientes de cáncer. A todo el mundo se le trataba muy impersonalmente, pero creo que era por la increíble cantidad de casos. Yo me transformé en el «carcinoma indiferenciado de la habitación 351-A».

Cuando me sentí lo suficientemente fuerte, conseguí pases para todo: pases para dar un paseo por el parque, para ir a desayunar, a comer, a cenar... incluso conseguí pases para ir al cuarto de baño de la estación de servicio que había al otro lado de la calle, pues para mí era muy importante seguir siendo miembro del mundo exterior y no ser tan solo un paciente enterrado vivo en un hospital oncológico. Logré más pases que nadie en la historia de la clínica. También me las arreglé para dirigir mis negocios desde el lecho del hospital.

Una vez que se decidieron los tipos de quimioterapia y sus dosis, fui introducido en otro estresante aspecto del cáncer. Las tres cuartas partes del tiempo, me sentía mortalmente cansado. Perdí todo el pelo, mi apetito desapareció y mi peso disminuyó de forma considerable. Tenía náuseas constantemente, diarrea, venas quemadas [venas irritadas por la quimioterapia], ampollas en la boca, y estaba pálido y débil. En muy poco tiempo parecía recién salido de un campo de concentración.

Podía ver en los ojos de todo el mundo, menos de unos pocos —los pocos que importaban— que yo era un hombre que se estaba muriendo. Durante los meses de quimioterapia intensa, estaba a la caza del milagro, trabajando en la nutrición, en la terapia de vitaminas, con sanadores por la fe, con investigadores psíquicos y así sucesivamente. Muchas veces sentía ganas de gritar: «¡Maldito seas, cáncer! ¡Sal ya de mi cuerpo!».

Bob volvió varias veces a la clínica para recibir quimioterapia intensa. Al término de unos diez meses, había alcanzado un punto en que la quimioterapia podía prometerle poco y ser al mismo tiempo muy peligrosa por el deterioro causado en los músculos del corazón. Y el tumor de la ingle no había disminuido de tamaño.

Bob oyó hablar de nuestro programa y acudió a una de las sesiones de los pacientes en Fort Worth. Antes de la

41

reunión le habíamos enviado algún material que describía nuestro trabajo y una cinta magnetofónica que le enseñó el proceso de elaboración de imágenes mentales. Aunque su estancia inicial solo comenzaría unos días después, en la primera sesión se renovaron sus esperanzas. Según sus propias palabras: «Cuando bajé del avión en Charlotte, mi esposa me dijo: "Pareces diferente". Y *era* diferente. Había vuelto a casa lleno de entusiasmo y con un rumbo nuevo».

La quimioterapia de Bob fue interrumpida y su oncólogo local le examinaba mensualmente. Aunque le pareció difícil la disciplina de practicar de forma asidua con sus imágenes mentales, se mantuvo en ello. También comenzó a hacer ejercicio con regularidad, y pronto era capaz de jugar al frontón suave durante veinte minutos. Empezó a recuperar peso y fuerza lentamente. Pero el espectro del cáncer aún le atemorizaba. Como él mismo señaló:

Las dos, tres o incluso cuatro primeras semanas, no mostraron ningún tipo de variación, pero yo seguí manteniendo mi confianza en que el sistema iba a funcionar. Después de seis semanas, fui examinado por mi médico de Charlotte. Cuando empezó a palpar mi cuerpo, no puedo describir el terror que sentí: «¡Quizás se ha extendido!, pensé. Quizás sea cinco veces mayor que antes». Mi doctor se dio cuenta de mi nerviosismo y me dijo con cariño: «Es considerablemente menor. De hecho, yo diría que ha disminuido su tamaño en un 75%». Ambos nos alegramos, pero con cautela.

Dos semanas más tarde –era solo dos meses después de mi primer encuentro con los Simonton–, se me hizo una exploración con galio y otras pruebas y exámenes. No había ni rastro de la enfermedad, tan solo un nódulo de cicatriz residual del tamaño de una canica pequeña. En el plazo de dos meses de práctica de relajación y visualización de imágenes mentales, ¡estaba libre del cáncer! Mis médicos de Charlotte no podían creerlo.

A lo largo de los meses siguientes, la energía y la vitalidad de Bob continuaron aumentando, hasta que sintió que eran tan elevadas o más que antes del diagnóstico. Bob aún tenía mucho trabajo por delante. En sesiones posteriores con nosotros, comenzó a resolver muchos de los problemas personales que le hicieron estar emocionalmente «bajo» antes de la aparición del cáncer. También tuvo que trabajar en el cambio de sus pautas de comportamiento que interferían en sus relaciones personales. Mientras escribimos este libro, sigue sin mostrar evidencia de la enfermedad. De hecho, él mismo informa que:

> Hoy mi vitalidad es mayor que antes del cáncer. Si no tuviera expedientes médicos, podría pasar cualquier examen médico para un seguro en los Estados Unidos. No quiero indicar que esté totalmente seguro, porque tengo muchos momentos bajos. El miedo a la enfermedad vuelve cuando sufro algún dolor abdominal, por ejemplo por indigestión. A veces dudo incluso de que todo esto sea real, y mi mente lógica me dice: «Quizás no es más que el efecto tardío de la quimioterapia, o quizás son las vitaminas. Tal vez no había ni siquiera cáncer...». Pero la mayor parte del tiempo me siento seguro de que ese fue mi camino, y que puede serlo para muchos y muchos otros.

Bob ha hecho mucho para enseñar a los habitantes de Charlotte cuál ha de ser el papel que los pacientes deben jugar para vencer el cáncer y ha fundado un servicio de terapia oncológica llamado Dayspring. Resume su experiencia diciendo: «He aprendido mucho sobre mi responsabilidad en mi enfermedad, sobre mi responsabilidad en la sanación y sobre las técnicas que liberan poderes que se encuentran en el interior de todos nosotros».

Remisión «espontánea» y efecto placebo

El caso de Bob es espectacular porque no parecía responder bien al tratamiento médico convencional, y ahora, cuatro años después, continúa sin mostrar ningún signo de cáncer. Su recuperación puede ser debida a una respuesta tardía a la quimioterapia, aunque la mayor parte de los médicos no suelen pensar que esto sea posible. Nosotros creemos que su recuperación tiene que ver con el propio Bob. No puede atribuirse a una respuesta normal al tratamiento médico. Este es un caso aparente de remisión espontánea: simplemente sucedió.

Cuando una enfermedad no evoluciona de un modo que pueda explicarse mediante intervenciones físicas, el resultado es llamado *espontáneo*. Este término ampara a la ignorancia de hoy, de la misma forma que la expresión *generación espontánea* amparaba a la ignorancia médica de finales de la Edad Media. En aquellos tiempos no había explicación sobre por qué organismos vivos, como gusanos, podían surgir de materia muerta, como restos de comida, por lo que se decía que se generaban «espontáneamente». (Fue en 1765 cuando do Spallazani mostró que cuando se colocaba la comida en recipientes herméticamente cerrados, los organismos vivos que normalmente se presentaban sobre los restos de comida no aparecían. En otras palabras, había algo en el aire que transportaba las larvas: si no entraba en contacto con la comida, no había «generación espontánea»). La «remisión espontánea», del mismo modo, resulta de procesos o mecanismos que aún no son comprendidos.

El número de remisiones espontáneas del cáncer parece ser muy pequeño, aunque todas las estimaciones son meras conjeturas, ya que no tenemos idea de cuántas remisiones de este tipo tienen lugar antes de que se les haya diagnosticado la enfermedad a los pacientes. Sin embargo, sean los casos que sean, ninguno de ellos es «espontáneo». En cada caso hay algún tipo de mecanismo causa-efecto. El mecanismo por el que tiene lugar la remisión espontánea está, simplemente, más allá de nuestro nivel actual de comprensión. Puede que no seamos capaces de reconocer los procesos porque no prestamos suficiente atención al efecto que tienen sobre el cuerpo los aspectos mentales y emocionales del ser humano, incluyendo en dichos aspectos las creencias sobre la enfermedad, sobre el tratamiento y sobre las oportunidades de recuperación.

La exclusión de las creencias y de los sentimientos de la práctica médica está injustificada y es, en cierto modo, sorprendente, pues pasa por alto el significado del que muchos profesionales de la salud consideran uno de los fármacos más potentes: el placebo. Todo médico conoce la efectividad de tratamientos que usan solo píldoras de azúcar u otros preparados sin medicinas. Se conoce como el «efecto placebo». A un paciente se le dice que un fármaco producirá un cierto beneficio secundario... y lo produce, aunque no haya ningún componente en él al que se pueda atribuir dicho efecto.

Un facultativo puede suministrar placebos bien porque la medicina no sea necesaria (por ejemplo para un aprensivo crónico) o porque no disponga en ese momento del tratamiento adecuado y no quiera que el paciente se sienta abandonado (por razones obvias, los médicos no suelen hablar abiertamente sobre los placebos con sus pacientes). En muchos casos, el placebo demuestra ser extraordinariamente efectivo en la reducción o eliminación de síntomas físicos, incluidos achaques para los que no hay remedio conocido. El único principio activo del tratamiento resulta ser el poder de la *creencia* —la *expectación positiva*— que los pacientes tienen de que están recibiendo un tratamiento útil. Desde el momento en que creen que el placebo es útil, porque el médico ha creado *expectación positiva* sobre el resultado, el tratamiento es, de hecho, útil.

Una sorprendente demostración del efecto placebo tuvo lugar en un estudio realizado con dos grupos de pacientes que sufrían úlceras sangrantes. A los participantes de un grupo les dijo un médico que se les iba a administrar un nuevo fármaco que les produciría alivio. A los del segundo grupo les informaron las enfermeras que les iban a administrar un nuevo fármaco experimental, pero que se sabía muy poco sobre sus efectos. Se administró el mismo medicamento a ambos grupos. El 70% de los pacientes del primer grupo presentó una mejoría significativa en sus úlceras; en el segundo grupo solo el 25% mostró mejoría. La única diferencia en el tratamiento eran las expectaciones positivas creadas en el primer grupo por el médico.

Muchos estudios han confirmado los resultados de las expectaciones positivas sobre el tratamiento.

- Los doctores Henry K. Beecher y Louis Lasagna, de la Universidad de Harvard, realizaron un estudio sobre el dolor posoperatorio. Algunos pacientes recibieron morfina y otros, placebos. El 52% de los que tomaron morfina informaron que su dolor se alivió; el 40% de los que tomaron placebos experimentaron alivio. Además, Beecher y Lasagna descubrieron que cuanto más alto era el dolor, más efectivo resultaba el placebo.

- Ochenta y tres pacientes de artritis recibieron píldoras de azúcar en lugar de su medicamento habitual, aspirina o cortisona. Un segundo grupo recibió su medicamento habitual. El porcentaje de pacientes que informó sobre su alivio fue el mismo en ambos grupos. Además, a los pacientes que habían tomado las píldoras de azúcar pero no habían experimentado alivio se les administraron inyecciones placebo de agua esterilizada, y el 64% reconoció una mejoría o cierto alivio (aparentemente las inyecciones inspiran una expectación positiva mayor que los comprimidos, al margen de su valor médico).

- Los responsables médicos del Instituto Nacional de Geriatría de Bucarest realizaron un estudio sobre un nuevo fármaco elaborado para aumentar la salud y la longevidad mediante la activación del sistema endocrino. Ciento cincuenta pacientes fueron divididos en tres grupos iguales. El primer grupo no recibió medicación de ningún tipo, al segundo se le administró un placebo y al tercero, el nuevo producto. A continuación, se tuvo a los tres grupos en observación durante varios años. El grupo cuyos miembros no tomaron medicamentos presentó niveles de mortalidad e incidencia de enfermedades similares a los de la población de su misma edad en sus mismas zonas geográficas. El segundo grupo, el que había recibido el placebo, mostró una mejora sustancial en su salud y un índice de mortalidad más bajo que el primer grupo. El tercero —el que había recibido el medicamento— dio señales de casi el mismo nivel de mejora que el grupo del placebo. Por tanto, aunque el fármaco mejoraba de un modo importante la longevidad y la salud, el efecto placebo por sí mismo era capaz de producir mejoras tanto en el grado de enfermedad como en la esperanza de vida.

El efecto placebo no se limita a la administración de píldoras de azúcar. A lo largo de la historia de la medicina ha habido innumerables prácticas —como la «sangría», tan popular durante la Edad Media— que no tenían base fisiológica para sanar, pero que solían funcionar, aparentemente porque todo el mundo, incluido el médico, creía en su eficacia.

A decir verdad, algunas prácticas quirúrgicas tan en boga en los últimos cincuenta años parecen haber producido resultados notables aunque hoy día sabemos que, en muchos casos, hay serias dudas sobre su valor. Por consiguiente, no es infrecuente que los pacientes comuniquen que se sienten mucho mejor después de que se les haya practicado una amigdalectomía o una histerectomía innecesarias. Una vez más, los resultados pueden ser atribuidos a la creencia de los pacientes de que el tratamiento funcionará y a su confianza en el doctor.

El efecto placebo también puede ser responsable de una parte de los beneficios obtenidos por los medicamentos reales. El efecto es creado tanto por el modo que tiene el médico de administrar el fármaco como por el proceso por el cual este es aprobado por la clase médica. Todo el mundo sabe que los nuevos medicamentos tienen que pasar una gran cantidad de pruebas en las compañías farmacéuticas y recibir la aprobación de los organismos competentes de la administración. Estos organismos se encargan igualmente de retirar del mercado los alimentos o productos dañinos para la salud, por lo que merecen la confianza del público. Así que cuando las investigaciones, las pruebas y la aprobación pública se combinan con unos cuantos éxitos públicamente aclamados —como en el caso de la vacuna contra la polio—, queda completado el ritual del establecimiento de la creencia social en el tratamiento, y el público llega a creer que la medicina recetada por el médico *tiene* que ser efectiva.

El doctor Bruno Klopfer, investigador involucrado en la experimentación del medicamento Krebiozen, informó sobre un caso muy dramático de efecto placebo. En 1950, el Krebiozen había recibido una sensacional publicidad como «remedio» contra el cáncer, y estaba siendo sometido a experimentación por la Asociación Médica Norteamericana (AMA, por sus siglas en inglés) y por la Administración de Control de Alimentos y Fármacos (FDA) de los Estados Unidos.

Uno de los pacientes del doctor Klopfer sufría linfo-sarcoma, un tipo de cáncer generalizado muy avanzado que afectaba a los nódulos linfáticos. El paciente presentaba grandes masas tumorosas por todo su cuerpo, y se encontraba en una condición física tan desesperada que frecuentemente tenía que tomar oxígeno con máscara, y cada dos días había que extraerle fluido del pecho. Cuando descubrió que el doctor Klopfer estaba involucrado en las investigaciones sobre el Krebiozen, le suplicó que le aplicara dicho tratamiento. Klopfer lo hizo así, y la recuperación del paciente fue espectacular. En un corto periodo de tiempo el tamaño de los tumores disminuyó de modo espectacular, y el paciente pudo retomar su vida normal, volviendo incluso a pilotar su avioneta particular.

Sin embargo, a medida que la AMA y la FDA comenzaron a publicar los resultados negativos que estaban obteniendo con el Krebiozen, el paciente dio un drástico giro a peor. Pensando que las circunstancias eran lo suficientemente extremas para justificar medidas excepcionales, el doctor Klopfer le dijo a su paciente que había obtenido un nuevo Krebiozen muy refinado y de doble potencia que produciría mejores resultados. Y comenzó a inyectarle agua esterilizada. La recuperación del paciente fue aún más notable. Una vez más las masas tumorosas se «derritieron», el fluido del pecho se desvaneció, volvió a ser enfermo externo e incluso volvió a volar. El paciente permaneció libre de síntomas durante más de dos meses. Solo sus creencias, con independencia del valor de la medicación, produjeron su recuperación. Hasta que aparecieron nuevos informes de la AMA y de la FDA en la prensa: «Los ensayos realizados en todo el país muestran que el Krebiozen es un fármaco que no tiene ningún valor en el tratamiento del cáncer». En unos pocos días el paciente murió.

Salud psicosomática

¿Cómo puede explicarse el efecto placebo? Algunos lo desechan asegurando que la enfermedad del paciente era «psicosomática». Que todo «estaba en su cabeza», que era un producto de su «imaginación» y, por consiguiente, que no era «real». Pero esta es una distorsión del término *psicosomático*, que simplemente significa que una enfermedad puede ser originada o agravada como resultado de los procesos psicológicos de un individuo. Esto no significa que sea menos real por el hecho de que no sea simplemente física en su origen... si es que alguna enfermedad lo es. Una úlcera puede ser causada u originada como resultado de la ansiedad o de la tensión. Esto no la hace menos real. Mientras que casi todo el mundo reconoce que hay factores psicosomáticos en la presión arterial alta, en los ataques al corazón, en los dolores de cabeza y en algunas enfermedades de la piel, no se acepta generalmente la conexión psicosomática con el cáncer, aunque la idea de la existencia de dicha conexión no es ni nueva ni revolucionaria. Ya en el año 1959 el doctor Eugene P. Pendergrass, presidente de la Sociedad Americana contra el Cáncer, señaló la necesidad de que se tratara al paciente como un todo, y no solo las manifestaciones físicas del cáncer.

Todo el que tenga amplia experiencia en el tratamiento del cáncer es consciente de que hay grandes diferencias entre los pacientes [...] Yo, personalmente, he observado pacientes de cáncer que se han sometido a tratamientos que han sido un éxito, y han vivido bien durante años. Entonces un choque emocional como la muerte de un hijo en la Segunda Guerra Mundial, la ingratitud de una nuera o la carga de un largo periodo de desempleo parece precipitar los factores de la reactivación de la enfermedad, lo que lleva como consecuencia a la muerte. [...] Hay evidencias consistentes de que el curso de la enfermedad se ve afectado por las angustias emocionales. [...] Por tanto, nosotros, como médicos, debemos comenzar a señalar la importancia del *tratamiento del paciente como un todo* y no solo la enfermedad que está sufriendo [la cursiva es nuestra]. Debemos aprender a influenciar los sistemas generales corporales y, a través de ellos, a modificar el neoplasma que reside dentro del cuerpo.

A medida que avanzamos [...] buscando nuevos medios de controlar el crecimiento tanto dentro de la célula como a través de las influencias de los sistemas, mi sincera esperanza es que podamos ampliar nuestra investigación para incluir la posibilidad de que en el interior de la propia mente hay un poder capaz de manejar fuerzas que pueden acelerar o retrasar el progreso de la enfermedad.

La importancia del punto de vista del doctor Pendergrass reside en que no solo no subvalora el papel que los factores psicológicos juegan en el empeoramiento de una enfermedad, sino que además resalta la posibilidad de que estos factores, incluyendo las creencias del paciente, pueden ser movilizados con dirección a la salud. Las condiciones mentales y emocionales no solamente pueden originar o agravar problemas físicos, sino que también pueden contribuir a la salud. Del mismo modo que alguien puede enfermar psicosomáticamente, también alguien que esté enfermo puede moverse en la otra dirección y llegar a estar psicosomáticamente sano. Aunque a veces podemos decir que alguien «quiere» enfermar, la enfermedad psicosomática se atribuye por regla general a procesos inconscientes.

Básicamente creíamos que los aspectos inconscientes de la enfermedad psicosomática hacían algo que escapaba a nuestro control, y por consiguiente la enfermedad era algo que, simplemente, nos «sucedía». Aunque sabíamos que la mente era capaz de enfermar al cuerpo, no pensábamos en el grado en el que podíamos influenciar de forma consciente a la mente para hacer que el cuerpo volviera a estar bien otra vez. Uno de los mayores avances de la medicina moderna es la nueva visión que los médicos están adquiriendo sobre la cantidad de control que una persona puede aprender a ejercer sobre los procesos mentales que influyen en una gran variedad de procesos físicos.

BIOFEEDBACK Y LA CAPACIDAD DE INFLUIR EN LA SALUD

Durante años los occidentales hemos escuchado historias sobre las extraordinarias hazañas de control físico realizadas casi siempre por yoguis indios. Según los informes, eran capaces de clavar largas agujas en muchas partes de su cuerpo y ni sangraban ni experimentaban dolor. Otros informes señalaban que los enterraban durante largos periodos de tiempo y, mucho después de que el agotamiento del aire hubiera debido producir su muerte, salían vivos y saludables. También se decía de otros yoguis que podían caminar sobre brasas y no experimentar dolor ni tener ampollas. Mucha gente dudaba de esto o lo rechazaba como si se tratara de trucos de magos. Pero algunos investigadores han aprendido con su propio trabajo que esos informes pueden ser verdad.

Estas historias exóticas y otras experiencias individuales comunes son parte del ímpetu de esta nueva ciencia del *biofeedback*. Durante los años sesenta, los estudios de *biofeedback* demostraron cómo se puede ejercer una influencia sustancial sobre estados corporales que anteriormente no se creía que pudieran estar sometidos a control consciente. Los investigadores del *biofeedback* han descubierto que las personas normales, y no simplemente los yoguis, pueden aprender a controlar *voluntariamente* el pulso cardiaco, la tensión muscular, la actividad de las glándulas sudoríparas, la temperatura epidérmica y una amplia gama de estados físicos internos que se suele considerar que están bajo el control *involuntario* del sistema nervioso autónomo.

El procedimiento por el cual se aprende a controlar estos estados físicos no es muy complejo. Se conectan electrodos a la piel de la persona que está siendo entrenada, de modo que un aparato de *biofeedback* pueda controlar algunas de sus funciones fisiológicas, como el pulso del corazón, las ondas cerebrales o la tensión muscular. El aparato emite señales sonoras o visuales que indican qué le está sucediendo a esa función física. Si, por ejemplo, estás aprendiendo a modificar tu ritmo cardiaco, el aparato puede emitir un sonido de frecuencia más alta a medida que el pulso aumenta, y otro de frecuencia más baja cuando el ritmo se ralentiza. Al principio, puede parecer que los dos sonidos son emitidos de forma caprichosa, que no hay conexión entre lo que estás pensando y el ritmo de tu corazón. Pero pronto te das cuenta de que estás experimentando ciertos pensamientos o sentimientos cuando disminuye el ritmo de tu corazón, o que ciertas posiciones físicas tienen también su efecto. A medida que transcurre el tiempo, puedes aprender a ejercer control suficiente sobre la función fisiológica, para conseguir elevar o disminuir la frecuencia del sonido –y también el ritmo de tu corazón– según tus deseos.

Hoy día, todas las funciones fisiológicas susceptibles de ser medidas de forma precisa y «retroalimentadas» han sido objeto de control voluntario. Utilizando el *biofeedback* se puede aprender a reducir la presión arterial, a eliminar los dolores de cabeza tipo migrañas, a normalizar los latidos irregulares del corazón, a aumentar y disminuir el flujo sanguíneo, a curar el insomnio y a controlar otras muchas funciones fisiológicas «involuntarias».

Elmer y Alyce Green, de la clínica Menninger, pioneros en el campo del *biofeedback*, han informado sobre experimentos en los cuales los sujetos aprendieron a controlar con su propia voluntad una simple célula nerviosa. Opinan que la técnica del *biofeedback* ha demostrado claramente el principio de que «todo cambio en el estado fisiológico viene acompañado por otro cambio complementario en el estado mental y emocional, ya sea consciente o inconsciente, y a la inversa, *todo cambio en el estado mental y emocional, ya sea consciente o inconsciente, viene acompañado por un cambio complementario en el estado fisiológico».* En otras palabras, el cuerpo, la mente y las emociones son un sistema unitario: si se afecta a uno, se ven afectados los otros. Como señala la doctora Barbara Brown, otra pionera en la investigación del *biofeedback*:

Si algunos investigadores médicos están enseñando a los corazones —o a las mentes de los corazones— a invertir una situación patológica, la medicina debe aprender que las relaciones entre la mente y el cuerpo son más potentes que lo que se pensó antaño. El concepto de «psicosomático» se suele utilizar para indicar el origen mental de una patología física; las investigaciones realizadas en el *biofeedback* nos dan la primera información médicamente contrastable de que *la mente puede eliminar las enfermedades lo mismo que puede crearlas* [la cursiva es nuestra].

CONCEPTO SISTEMÁTICO DE LA SALUD

Los resultados de los innumerables estudios con el placebo y el uso cada vez más abundante de la técnica del *biofeedback* han hecho que la orientación física de la medicina comience a experimentar un cambio. Ya no es posible contemplar el cuerpo como un objeto que aguarda piezas de recambio de la fábrica. En lugar de esto debemos considerar la mente y el cuerpo como un *sistema* integrado. En esta concepción, el tratamiento físico sigue siendo una parte fundamental y esencial de la batalla contra las enfermedades que amenazan la vida, como es el cáncer. Pero sin creencias —las del paciente y las del equipo médico— en las que apoyar el tratamiento y crear la expectación de la salud, el tratamiento físico está incompleto. La recuperación es más probable cuando movilizamos a la totalidad de la persona en dirección a la salud. Es precisamente este concepto, que se movilice la totalidad de la persona, el que crea —o incluso exige— un protagonismo del paciente en la superación del cáncer y otras enfermedades. Los límites de la responsabilidad del paciente se extienden mucho más allá que el mero hecho de ir al médico a «que le vea». Toda persona debe asumir su responsabilidad de examinar, o incluso modificar, sus creencias y sus sentimientos que no apoyen al tratamiento, que no se muevan en una dirección de afirmación de la vida y la salud.

Cada uno de los cuatro próximos capítulos se refiere a uno de los elementos de este cambio de concepción de cuál debe ser nuestro papel en la enfermedad y en la salud. Cada uno esboza parte de lo que es el entramado total del sistema. El punto de partida es una definición del cáncer que será nueva para muchos y una mayor apreciación de nuestros propios recursos para influir en la enfermedad.

3

EN BUSCA DE LAS CAUSAS DEL CÁNCER

Muchos de nuestros pacientes llegan a nosotros rompiéndose la cabeza sobre qué es el cáncer y qué lo causa. La mayoría se pregunta: «¿Por qué a mí?». Mientras que nosotros podemos ofrecer una definición de la enfermedad y describir la investigación de sus causas, la tercera cuestión —por qué un individuo concreto contrae el cáncer— es el núcleo de este libro. Sin embargo, necesitamos tratar las dos primeras cuestiones antes de pasar a comentar cuáles son nuestros puntos de vista actuales sobre «por qué a ti».

¿QUÉ ES EL CÁNCER?

Como muchas personas han perdido a un ser querido por el cáncer o han oído hablar sobre los horrores de esta enfermedad, llegan a la conclusión de que el cáncer es un invasor fuerte y poderoso capaz de destruir el cuerpo. En la actualidad, la biología celular nos dice precisamente lo contrario. Una célula cancerosa es, de hecho, una célula débil y confusa.

Un cáncer comienza con una célula que contiene información genética incorrecta, por lo que es incapaz de realizar su función. Esta célula puede tener esta información incorrecta por haber estado expuesta a sustancias químicas nocivas, por haber sido dañada por otras causas externas o, simplemente, porque en el proceso constante de reproducción de los miles de millones de células del organismo, de vez en cuando surge una imperfecta. Si esta célula reproduce otras células con la misma información genética incorrecta, comienza a formarse un tumor compuesto de una gran cantidad de ellas. Normalmente las defensas del cuerpo, el sistema inmunitario, reconocen a estas células y las destruyen. O, al menos, las cercan para que no puedan extenderse.

En el caso de que se trate de células malignas, tienen lugar bastantes cambios celulares, de modo que se reproducen rápidamente y comienzan a invadir los tejidos vecinos. Mientras que existe una forma de «comunicación» entre las células normales que evita que se reproduzcan en exceso, las malignas están tan desorganizadas que no responden a la comunicación celular de su alrededor, por lo que se reproducen temerariamente. Las células defectuosas, el tumor, pueden comenzar a bloquear las funciones propias del organismo, bien porque se extiendan hasta el punto de que compriman a otros órganos o bien porque hayan sustituido a tantas células saludables en un órgano que este no pueda funcionar. En las formas graves de cáncer, las células malignas llegan a desprenderse de la masa original y son transportadas a otras partes del cuerpo, donde comienzan a reproducirse y a formar nuevos tumores. A este desprendimiento y expansión se le llama «metástasis».

¿Qué causa el cáncer?

Nuestros pacientes han escuchado o leído generalmente bastantes datos sobre la investigación del cáncer, para creer que la ciencia médica está próxima a descubrir sus causas. Tienden a buscar al culpable en factores externos. Ahora todo el mundo «sabe» que el cáncer es causado por sustancias cancerígenas, por predisposición genética, por radiación o quizás por la dieta. En realidad, ninguno de estos elementos por sí solos son una explicación suficiente de por qué alguien tiene o no cáncer. Consideremos cada uno separadamente.

Sustancias cancerígenas

No cabe duda de que hay sustancias nocivas, como son las anilinas, los asbestos, los alquitranes y otros productos químicos, que pueden afectar a la información genética de las células y producir cáncer. La investigación realizada empleando animales en el laboratorio ha demostrado que estas sustancias, cuando los animales son expuestos a una gran cantidad de ellas durante un periodo largo de tiempo, se convierten en lo que se denomina «carcinógenos» o agentes productores del cáncer.

Uno de los hechos que apoyan el argumento de que estas sustancias son la causa del cáncer es que la incidencia de esta enfermedad aumenta notablemente conforme se incrementa el nivel de industrialización. El cáncer es una enfermedad muy importante en los Estados Unidos, en la Europa occidental y en otras naciones desarrolladas. Como la contaminación ambiental es un subproducto frecuente de la industrialización, y esta contaminación expone a la gente a una cantidad considerable de esas sustancias, se argumenta que el incremento del cáncer es el resultado directo de ella. A decir verdad, los niveles de incidencia del cáncer en la Unión Soviética, aún no tan industrializada como los Estados Unidos, son prácticamente idénticos a los que había en el país norteamericano hace veinte años, retraso de tiempo que tal vez corresponde al retraso en la industrialización.

Otros investigadores señalan, por otro lado, que los países industrializados también tienen mejor asistencia sanitaria. Por tanto, la población de los países menos desarrollados muere de otras enfermedades que son curadas o evitadas en los países del primer mundo, y por tanto no viven tiempo suficiente para contraer el cáncer. Aunque el hecho de que la gente viva más tiempo cuando tiene mejor asistencia médica puede explicar algo del incremento de muertes por cáncer en las sociedades industrializadas, no aclara satisfactoriamente el fenómeno en su totalidad.

Si hubiera una relación de causa y efecto directa y simple entre las sustancias nocivas, los productos químicos, los irritantes crónicos y el cáncer, una mayor exposición a esas sustancias debería causar un mayor incremento de la enfermedad. Según las estadísticas, hay mayor incidencia del cáncer cuando aumenta la exposición a estas sustancias, pero la gran mayoría de la gente expuesta no la contrae y gente aparentemente no expuesta a grandes niveles de sustancias nocivas continúa contrayéndola.

Predisposición genética

El problema de explicar por qué un individuo padece cáncer y otro no ha llevado a los investigadores a teorizar sobre la existencia de una predisposición genética responsable de que algunas personas produzcan una mayor cantidad de células anormales o que las incline a tener una respuesta inmunitaria más débil a ellas. La observación de que la incidencia de cáncer es sustancialmente más alta en unas familias que en otras ha impulsado una gran cantidad de investigaciones en esta área.

Se han criado incluso algunas razas experimentales de ratones para utilizarlos en la investigación sobre el cáncer a causa de su gran susceptibilidad a esta dolencia. Pero un estudio realizado con estos ratones «propensos» al cáncer arroja dudas muy considerables sobre la teoría de que «todo es genético». En ese estudio, el doctor Vernon Riley, de la Universidad de Washington, sometió a un grupo de estos ratones a altos niveles de estrés, mientras que mantenía a un grupo de control de ratones propensos en un ambiente libre de estrés. Cuando se realizó el estudio se esperaba que el 80% hubiera desarrollado cáncer. Sin embargo, cuando concluyó, el 92% de los ratones sometidos a estrés desarrollaron la enfermedad, mientras que solo el 7% de los del grupo de control –sin estrés– lo contrajeron. Por tanto, aunque todos los ratones tenían predisposición genética, la cantidad de estrés en el ambiente tuvo un impacto muy significativo en el desarrollo del cáncer.

Otros esfuerzos para explicar esta afección en términos de predisposición genética han llevado asociada la comparación de los niveles de cáncer en diferentes países. Por ejemplo, las japonesas tienen uno de los índices más bajos de cáncer de mama del mundo. Hasta hace unos años, se atribuía a alguna resistencia racial heredada, a una predisposición genética contra el cáncer de mama en todas las japonesas. Pero se descubrió que las japonesas que vivían en los Estados Unidos presentaban una susceptibilidad al cáncer de mama cuatro veces mayor que las que vivían en Japón. Aparentemente las diferencias no eran raciales ni genéticas, sino que tenían que ver con el hecho de vivir en Japón en lugar de en Norteamérica.

Otros estudios de cruces culturales han producido los mismos y poco concluyentes resultados. Además, como la predisposición genética ha de ser pasada de generación en generación, los cambios en la predisposición de toda una sociedad deberían ocurrir muy lentamente. Por consiguiente, el marcado incremento en la incidencia del cáncer en la sociedad industrializada en los últimos veinticinco o cincuenta años no resulta explicable con este argumento. Aunque los factores genéticos pueden jugar algún papel, no creemos que expliquen por sí solos los diferentes patrones de incidencia del cáncer en el mundo. Hay que tomar en consideración los cambios estresantes asociados a la industrialización e integrar esta información en los pensamientos comunes sobre la incidencia de la enfermedad.

Radiación

Otro sospechoso en el grupo de los posibles causantes del cáncer es la radiación, pues se sabe que puede provocar mutaciones en las células, que pueden reproducirse y conducir al cáncer. Todos estamos sujetos a radiaciones de muchas fuentes. La Tierra está siendo bombardeada constantemente desde el espacio exterior por lo que se llama la «radiación cósmica». Es posible que esta radiación pueda provocar mutaciones ocasionales que concluyan en cáncer. Pero prácticamente ningún investigador sugiere seriamente que esta radiación residual sea una causa importante de cáncer, pues todas las partes del mundo están igualmente expuestas a ella, por lo que es difícil explicar las grandes diferencias que existen entre los distintos países, tanto en niveles de incidencia como en tipos de cáncer. Si esta radiación ambiental fuese una causa fundamental del cáncer, sus efectos serían relativamente iguales en todos los países.

Otra posibilidad que se está discutiendo últimamente es que los compuestos fluorocarbonados de los aerosoles pueden ser capaces de destruir la capa protectora de ozono de la atmósfera, lo que supondría una mayor exposición a la radiación ultravioleta del sol. Aunque esto podría acarrear problemas potenciales de salud, los altos niveles de radiación ultravioleta solo son asociados con el cáncer de piel. Y, puesto que estos cambios en la atmósfera aún no han ocurrido, no pueden ser el origen de los casos actuales de cáncer.

También ha habido muchas discusiones sobre los efectos nocivos de los rayos X y de otras radiaciones utilizadas en la diagnosis y el tratamiento médicos. La evidencia aún no está clara, y no cabe duda de que es conveniente tener cautela (por ejemplo, se ha observado una correlación entre el uso de radiaciones como tratamiento de la artritis y el desarrollo subsiguiente de leucemia). Pero citar esta fuente de radiación como la causa del cáncer adolece del mismo problema que la teoría de las sustancias nocivas: muchas personas que han estado expuestas a altas dosis de rayos X u otras radiaciones no contraen cáncer, mientras que otras que han tenido una exposición relativamente baja siguen sufriendo la enfermedad. Estadísticamente puede tener su importancia, pero para el paciente que pregunta «¿por qué a mí?», no es desde luego una respuesta satisfactoria.

Dieta

La inclusión de la dieta como posible causa de cáncer es relativamente reciente. Algunos investigadores han sugerido que la incidencia de ciertos tipos de cáncer puede estar relacionada con la cantidad de grasas de nuestra dieta. Una gran cantidad de experimentación con animales ha mostrado que cuando disminuye la cantidad de calorías ingeridas, se reduce la incidencia de cáncer. Parece que este, como otras enfermedades degenerativas, golpea más fuertemente a los sobrealimentados.

Por ejemplo, en Japón, donde la dieta está basada predominantemente en arroz y pescado, y contiene menos grasa que la de los norteamericanos o europeos, hay una menor incidencia y un perfil diferente en los tipos de cáncer que en los otros países industrializados. Puesto que el cáncer crece bruscamente entre los japoneses residentes en los Estados Unidos, como ya hemos señalado anteriormente, algunos investigadores han buscado la posible explicación en la diferencia de dietas.

Hay otros factores además de la alimentación que pueden explicar los bajos índices de Japón comparados con los de las otras naciones industrializadas. Los factores culturales, por ejemplo, pueden tener un papel crítico pues, más que la dieta, influyen en nuestro modo de vida, nuestras creencias y nuestros sentimientos. Además, muchos japoneses, con sus dietas sin grasa, contraen cáncer, mientras que muchos occidentales, comiendo muchas grasas, no lo contraen.

Existen otros estudios de población que arrojan dudas sobre la teoría de la dieta como única causa. Uno de los hallazgos más extraños de las investigaciones sobre el cáncer ha surgido de estudios comparativos de la incidencia de afecciones entre esquizofrénicos catatónicos internados y esquizofrénicos paranoides igualmente internados.

La catatonia es un tipo de enfermedad mental en la que los individuos se «amurallan» a sí mismos frente al mundo exterior. De modo habitual, los catatónicos no hablan ni hacen ningún tipo de reconocimiento si se les habla. Frecuentemente, no toman la iniciativa de comer ni realizan ninguna otra función física necesaria. Se aíslan y se protegen del mundo exterior (también están, dicho sea de paso, protegidos del mundo interior). Su susceptibilidad al cáncer es muy baja.

Al contrario de los catatónicos, que están desconectados del mundo, los paranoides son exageradamente sensibles a las reacciones de todo el mundo de su alrededor: suelen sospechar que todo el mundo está conspirando contra ellos. La incidencia de cáncer entre los paranoides esquizofrénicos es superior a la que se da entre la población normal. Parecería que la capacidad de los catatónicos para cerrar su mundo les proporciona una cierta protección contra los factores que pueden determinar el cáncer, mientras que los paranoides no disponen de esa protección.

La relación entre estas dos poblaciones especiales y el argumento de la importancia de la dieta como causa del cáncer viene dada por el hecho de que en instituciones donde se encuentran ambos tipos de pacientes, reciben la misma alimentación, pero la incidencia del cáncer es marcadamente diferente. Su dieta es muy similar a la dieta general norteamericana, pero la incidencia de cáncer en ambos grupos es muy diferente de la del grueso de la población. Se necesita, por tanto, una explicación que tenga que ver con la psicología de las personas, y no solamente con la naturaleza de su dieta, para explicar estas diferencias.

Una vez más, el hecho de que otro grupo de población tenga una baja incidencia y consuma una dieta occidental típica no elimina la posibilidad de que la baja incidencia del cáncer en Japón esté relacionada con la dieta. En lugar de eso, sugiere la conveniencia de que miremos más a fondo qué es lo que hace que Japón sea tan distinto. Aunque la dieta japonesa sea ciertamente única entre las naciones industrializadas, está claro que la cultura nipona también es única. Como se reconoce que los sentimientos y las creencias juegan un papel en la enfermedad, los factores culturales pueden tener una importancia capital en la creación de diferentes niveles de incidencia del cáncer, pues los modelos culturales condicionan las creencias y los sentimientos de la gente.

Ninguna de estas teorías por sí sola proporciona una explicación adecuada de qué causa el cáncer. Pero cualquier explicación que quiera darse debe tener en cuenta una causa determinante: la supresión de las defensas naturales del cuerpo contra la enfermedad.

EL SISTEMA INMUNITARIO: NUESTRA DEFENSA
NATURAL CONTRA LA ENFERMEDAD

Una gran cantidad de tiempo, de energía y de recursos han sido dedicados a la búsqueda de las causas del cáncer pero, con mucha frecuencia, se ha pasado por alto un hecho muy importante: la mayor parte de las personas siguen estando sanas aunque se hallen expuestas a sustancias que se sabe que producen cáncer. Está bastante claro, por ejemplo, que la incidencia de cáncer de pulmón se incrementa enormemente cuando se fuma mucho. Sin embargo, si todos los que están expuestos a la nicotina y los alquitranes tuvieran que contraer cáncer, eso significaría que todos los que fuman mucho sufrirían la enfermedad. Y lo cierto es que la mayor parte de los muy fumadores no tienen cáncer de pulmón. Para comprender la enfermedad tenemos entonces que considerar no solo lo que hace que algunas personas padezcan cáncer, sino que también debemos considerar qué evita que la mayor parte de ellas lo contraigan... o, en otras palabras, qué es lo que mantiene la salud.

Uno de los factores más importantes en la enfermedad y en la salud son las defensas naturales del cuerpo. Todos nosotros estamos frecuentemente expuestos a la enfermedad, ya sea tan simple como un resfriado o una gripe, u otra dolencia infecciosa más seria. Pero el mero hecho de la exposición no significa que enfermemos. Porque el sistema de defensa del cuerpo, el *sistema inmunitario*, es tan efectivo y potente que la mayor parte de la gente no ve un médico durante años a no ser que se les recuerde que tienen que hacerse un chequeo periódico.

Simplificándolo mucho, el sistema inmunitario está compuesto de varios tipos de células diseñadas para atacar y

destruir a las sustancias extrañas. Cada vez que ves la formación de pus en alguna herida, estás siendo testigo de los restos del trabajo del sistema inmunitario. El pus no es más que
un montón de leucocitos de la sangre —un importante componente del sistema inmunitario— que han acudido rápidamente al lugar de la herida para aislar o destruir la infección.
Este proceso de autosanación tiene lugar constantemente y
en todos los niveles del organismo.

Existen en los archivos numerosos casos en los que se
cuenta que al hacer una radiografía del tórax de un individuo, se reveló que había contraído en algún momento una
tuberculosis suave, pero que las defensas de su cuerpo habían
combatido la enfermedad y la habían destruido... todo sin
que el paciente se hubiera ni siquiera enterado de que había
tenido una enfermedad. De un modo similar, el cuerpo com-
bate las células cancerosas de forma rutinaria, y de forma
también rutinaria dichas células son contenidas o destruidas
para que no puedan hacer ningún daño.

De hecho, la efectividad del sistema natural de defensa
del organismo es tan grande que a veces supone un problema
cuando se trasplantan órganos como un riñón o un corazón.
Normalmente este fenómeno de rechazo tiene un gran valor
de supervivencia, pero en el caso de un trasplante, el órgano extraño ha de ser aceptado por el cuerpo para que el paciente sobreviva. Por esta razón, al paciente de un trasplante
se le dan una gran cantidad de fármacos con el fin de suprimir las defensas naturales del organismo. Y aquí comienzan
las dificultades, pues los fármacos que reducen el rechazo
del órgano trasplantado también reducen la capacidad del
cuerpo de defenderse de otros peligros, como enfermedades

infecciosas o células anormales. En los hospitales, por consiguiente, se tiene mucho cuidado en que estos pacientes no estén expuestos a ninguna enfermedad durante este periodo y se examina minuciosamente el tejido trasplantado para comprobar que es normal y sano. Pero cuando alguno de estos cuidadosos procedimientos sale mal, los efectos pueden ser letales.

Un caso de esta índole es comentado por el doctor Ronald Glasser en su libro *El cuerpo es el héroe*. Por una rara coincidencia, aunque se había hecho todo lo posible para estar seguros de que el donante de riñón estaba sano, se colocó un riñón con nódulos de cáncer que no habían sido observados en una persona que había recibido fármacos para suprimir su sistema inmunitario durante el trasplante. Tras la operación se siguieron suministrando medicamentos para continuar suprimiéndolo y así evitar que el cuerpo rechazara el riñón. En unos días, el órgano trasplantado comenzó a crecer. La reacción tenía el aspecto de ser algún tipo de rechazo activo, pero el riñón continuaba funcionando con normalidad. Unos días después, un examen rutinario de rayos X reveló un tumor en el pulmón del paciente. Como las radiografías realizadas cuatro días antes no mostraban esa masa, estaba claro que se había desarrollado con posterioridad a la operación.

Al día siguiente se podía observar un tumor similar en el otro pulmón. Al realizar una operación de emergencia, se encontró que la mitad superior del riñón trasplantado era tres veces mayor que la mitad inferior. Una biopsia de la parte anormal mostró que estaba llena de células malignas. Los médicos concluyeron que las masas de los pulmones eran metástasis, esto es, células malignas que se habían separado de la masa cancerosa original y habían comenzado a reproducirse en otras partes del cuerpo. Lo más sorprendente era la velocidad de crecimiento de las masas. En pocos días, aparecieron masas cancerosas que normalmente habrían tardado meses o años en desarrollarse. No había más elección que dejar de administrar los fármacos que suprimían las defensas del cuerpo. Como señala Glasser:

En unos días, conforme el sistema inmunitario del paciente volvía a la normalidad, las masas de sus pulmones empezaron a desaparecer y el riñón trasplantado redujo su tamaño. Pero al suprimir los fármacos, se hizo obvio para los médicos que lo mismo que el paciente había comenzado a «rechazar» las células cancerosas, también había comenzado a rechazar el riñón trasplantado. No había elección. No podían correr el riesgo de que el cáncer volviera, por lo que mantuvieron la suspensión de los fármacos inmunosupresores; el cáncer fue destruido pero también el riñón fue rechazado. Este tuvo que ser extraído y el paciente volvió a la diálisis crónica. Sobrevivió sin ninguna evidencia adicional de cáncer.

Los médicos llegaron a la conclusión de que el sistema inmunitario del donante había mantenido a esas células bajo control en su propio riñón, evitando que pudieran expandirse. Incluso es posible que las defensas naturales del donante fueran lo suficientemente fuertes para que nunca hubiera sido consciente de la presencia de células malignas; pero cuando el órgano fue trasplantado a una persona cuyas defensas habían sido suprimidas con fármacos, nada pudo evitar que lo invadieran todo. A pesar de la rápida expansión del cáncer —y esto es lo más importante—, cuando se permitió que las defensas normales del cuerpo pudieran funcionar de nuevo, el cáncer fue destruido rápidamente.

Esta historia y un conjunto significativo de otras investigaciones demuestran que el desarrollo de un cáncer no requiere tan solo la presencia de células anormales, también requiere una *supresión de las defensas normales del cuerpo*. Estas investigaciones han logrado dotar de reconocimiento médico a lo que se llama la «teoría de la vigilancia» en el desarrollo del cáncer.

LA TEORÍA DE LA VIGILANCIA Y LA SUSCEPTIBILIDAD AL CÁNCER

Según esta teoría, todo el mundo produce células anormales en su cuerpo de vez en cuando, ya sea por causa de factores externos o, simplemente, como consecuencia de una reproducción celular inadecuada. Normalmente, como ya hemos indicado, el sistema inmunitario mantiene mucha vigilancia sobre la presencia de cualquier célula anormal y la destruye. Por tanto, para que el cáncer tenga lugar, el sistema inmunitario debe estar inhibido. En capítulos posteriores, indagaremos las posibles causas de esta supresión, pero ahora lo que nos interesa señalar es que algo le está sucediendo a la persona que contrae el cáncer para crear su susceptibilidad.

Los agentes externos, las radiaciones, la genética, la dieta... todos estos factores pueden jugar un papel en el origen de la enfermedad, pero ninguno de ellos proporciona una explicación plena sin considerar por qué individuos concretos, en algún momento determinado de sus vidas, contraen cáncer. Sin duda han estado alguna vez expuestos a sustancias nocivas o a radiaciones. Si había predisposición genética, la han llevado siempre con ellos. Su dieta posiblemente ha sido estable durante muchos años. Y, como señala la teoría médica actual, las células anormales están presentes en el cuerpo de todo el mundo en alguna ocasión a lo largo de la vida. Por eso, tanto si las células anormales son creadas por factores externos como si se producen de modo natural, la cuestión crucial es: ¿por qué las defensas del cuerpo permiten en esta ocasión que esas células se reproduzcan para formar un tumor que amenace la vida? ¿Qué inhibe al sistema inmunitario y hace que no realice la función que ha llevado a cabo con tanto éxito durante tantos años?

Las respuestas a estas preguntas nos llevan de nuevo a los factores mentales y emocionales de la salud y la enfermedad. Los mismos factores que pueden determinar por qué un paciente vive y otro con diagnóstico y tratamiento idénticos muere también determinan por qué una persona contrae una enfermedad y otra no. Como veremos en los dos próximos capítulos, ya hay varios indicios valiosos que justifican esta línea de actuación.

En primer lugar, tenemos la estrecha conexión entre el estrés y la enfermedad. En segundo lugar, la incidencia de cáncer en los animales de laboratorio se incrementa enormemente cuando están sometidos a estrés. En tercer lugar, hay niveles de incidencia de cáncer sustancialmente diferentes entre pacientes que presentan distintos tipos de problemas mentales y emocionales. Estos indicios apuntan a conexiones muy significativas entre los estados emocionales y la enfermedad.

Es el momento de que consideremos cómo la interrelación de la mente, el cuerpo y las emociones puede darnos nuevas e importantes perspectivas sobre el aumento de la susceptibilidad a la enfermedad en general y al cáncer en particular, y sobre la pregunta: «¿Por qué a mí?».

4

EL PUNTO DE UNIÓN ENTRE
EL ESTRÉS Y LA ENFERMEDAD

Existe una clara conexión entre el estrés y la enfermedad; es una unión tan potente que se puede predecir la enfermedad según la cantidad de estrés que hay en la vida de las personas. Los primeros trabajos que demostraban que las emociones pueden provocar enfermedades fueron iniciados por Hans Selye en la Universidad de Praga en los años veinte. Muchos estudios realizados desde entonces han confirmado sus descubrimientos y han comenzado a revelar los procesos fisiológicos por los que las respuestas al estrés pueden crear susceptibilidad a la enfermedad. Estos descubrimientos tienen una gran importancia para los pacientes de cáncer, pues sugieren que el estrés emocional llega a suprimir el sistema inmunitario, maniatando a las defensas naturales del cuerpo en su lucha contra el cáncer.

MEDIR EL ESTRÉS Y PREDECIR LA ENFERMEDAD

Durante años, los profesionales de la salud han observado que la enfermedad tiene muchas más oportunidades de presentarse con posterioridad a acontecimientos estresantes de la vida de las personas. Muchos médicos se han dado cuenta de que cuando sus pacientes sufren importantes reveses emocionales, se produce un incremento no solo de las afecciones que se considera que son susceptibles de ser influidas emocionalmente –úlceras, presión arterial alta, enfermedades del corazón, dolores de cabeza...– sino también de enfermedades infecciosas, dolores de espalda e incluso accidentes.

El doctor Thomas H. Holmes y sus colaboradores de la Facultad de Medicina de la Universidad de Washington emprendieron la tarea de validar científicamente estas observaciones. Desarrollaron un método mediante el cual se podía medir objetivamente la cantidad de estrés o trastorno emocional en la vida de una persona. Holmes y Rahe diseñaron una escala que asignaba valores numéricos a acontecimientos perturbadores. Al totalizar los valores numéricos de todos los sucesos estresantes de la vida de una persona, se podía conocer la cantidad de estrés que estaba soportando. Esta escala se muestra en el siguiente cuadro:

ESCALA DE EVALUACIÓN DEL REAJUSTE SOCIAL	
ACONTECIMIENTO	VALOR
Muerte del cónyuge	100
Divorcio	73

ESCALA DE EVALUACIÓN DEL REAJUSTE SOCIAL	
ACONTECIMIENTO	VALOR
Separación matrimonial	65
Estancia en la cárcel	63
Muerte de un pariente próximo	63
Daño físico o enfermedad	53
Matrimonio	50
Despido	47
Reconciliación matrimonial	45
Jubilación	45
Problemas de salud en la familia	44
Embarazo	40
Problemas sexuales	39
Aumento de la familia	39
Reajustes en el trabajo	39
Cambio en el nivel económico	38
Muerte de un amigo íntimo	37
Aumento de las disputas familiares	36
Cambio de actividad en el trabajo	36
Deuda de más de 100.000 euros	31
Vencimiento de una hipoteca o deuda	30
Cambio de responsabilidad en el trabajo	29
Emancipación de un hijo	29
Problemas jurídicos	29
Realización personal excepcional	28

ESCALA DE EVALUACIÓN DEL REAJUSTE SOCIAL	
Acontecimiento	Valor
Cónyuge que empieza o deja de trabajar	26
Comienzo o finalización del colegio	26
Cambio de las condiciones de vida	25
Revisión de hábitos personales	24
Problemas con el jefe	23
Cambio de las condiciones de trabajo	20
Cambio de residencia	20
Cambio de colegio	20
Cambio en los hábitos de ocio	19
Cambio en las actividades religiosas	19
Cambio en las actividades sociales	18
Deuda inferior a 30.000 euros	17
Cambio en los hábitos de dormir	16
Cambio en los hábitos alimenticios	15
Vacaciones	13
Navidades	12
Multas	11

Como se puede ver, esta escala incluye acontecimientos que todos consideramos estresantes, como la muerte del cónyuge, el divorcio, la pérdida de un empleo y otras experiencias dolorosas. Pero, curiosamente, también incluye eventos como el matrimonio, el embarazo o realizaciones personales excepcionales, que normalmente son consideradas experiencias felices. Sin embargo, son experiencias que pueden requerir que cambiemos nuestros hábitos, nuestros modos de relacionarnos con la gente o nuestra imagen. Pueden ser experiencias positivas, pero también pueden exigirnos una mayor introspección, e incluso pueden hacer que conflictos emocionales sin resolver salgan a la superficie. La clave está en la necesidad de adaptarse al *cambio*, tanto si es en una dirección positiva como negativa.

Empleando estas medidas objetivas de la cantidad de cambios observables en la vida de las personas, Holmes y sus colaboradores podían predecir la enfermedad con un alto grado de precisión. El 89% de aquellos que sumaron más de 300 puntos en un plazo de doce meses informaron que durante el periodo del estudio padecieron alguna enfermedad, mientras que solo el 9% de los que sumaron menos de 200 puntos tuvieron enfermedades en ese mismo periodo. Otro estudio de doce meses indicó que las personas cuya puntuación se encontraba en el tercio superior de la clasificación general de todos los participantes sufrían un 90% más enfermedades que las del tercio inferior.

Si bien esta escala permite predecir la probabilidad de enfermedad según la cantidad de acontecimientos estresantes de la vida de una persona, no permite predecir cómo reaccionará un individuo concreto frente a esas situaciones. Incluso en el estudio de Holmes, el 51% de los individuos con puntuaciones superiores a 300 no enfermaron durante el periodo del estudio. Aunque el estrés puede predisponer a la enfermedad, el factor más significativo parece ser el modo en que el individuo lo maneja.

Resulta obvio que cualquier acontecimiento –incluso un acontecimiento claramente estresante– es vivido de forma diferente por una u otra persona. La pérdida del empleo con veinte años suele ser menos estresante que cuando se tienen cincuenta años. Cuando alguien espera la jubilación con ilusión, para poder invertir más tiempo en muchos proyectos de su interés, el retiro es menos estresante que cuando viene impuesto desde el exterior por alguna ley de obligado cumplimiento. Algunos divorcios son extremadamente amargos y demoledores, mientras que otros son relativamente amistosos... La misma lógica se aplica a todos los demás puntos de la lista del estrés: siempre que los acontecimientos implican cambio, producen estrés; pero la cantidad de estrés varía con el individuo.

El estrés se puede acumular hasta el punto de que quien lo sufre no pueda hacerle frente y consecuentemente enferme. Pero habitualmente la relación entre el estrés y la capacidad de cada cual de manejarlo es más compleja. Holmes y Masuda reconocen la trascendencia de la respuesta del individuo en su análisis de por qué el estrés puede conducir a la enfermedad:

> La explicación que nosotros sospechamos es que el enfrentamiento con las situaciones es una actividad que puede disminuir la resistencia a la enfermedad, *especialmente cuando las técnicas que empleamos no son las correctas* [...] Esta aproximación a la enfermedad contiene una lección sobre la finitud humana [recordándonos] que solo tenemos esta energía, no más. Si la lucha con el medio nos consume demasiado, entonces nos quedan menos reservas para prevenir la

enfermedad. Cuando la vida es demasiado febril, *y cuando el modo de enfrentarse a ella fracasa*, la enfermedad es el desdichado resultado [las cursivas son nuestras].

La investigación con animales ha corroborado el significado de estos hallazgos. El doctor Samudzhen demostró que la intensidad del crecimiento canceroso en animales sometidos a estrés era muy superior a la de los animales que no tenían estrés. En 1955, el doctor Turkevich probó que el estrés tenía un valor estimulante para el crecimiento de los tumores en los animales de laboratorio. Y en una revisión de trabajos publicada en 1969, el doctor S. B. Friedman indicó que «en la actualidad parece seguro que la resistencia a muchas enfermedades infecciosas y neoplásicas (cancerosas) puede ser modificada por factores ambientales de naturaleza psicosocial». Tantos estudios con animales han demostrado la conexión entre estrés y enfermedad que Friedman sugirió en un simposio de la Academia de la Ciencia de Nueva York que no se realizaran más investigaciones en esta área, pues la conexión ya había sido probada suficientemente.

Mientras que estos estudios establecen claramente el hecho de que el estrés puede desembocar en la enfermedad, se paran en seco antes de explicar *cómo* sucede esto en el nivel físico. Sin embargo, otros investigadores han llegado a explicar la fisiología del estrés.

CÓMO INCREMENTA EL ESTRÉS LA SUSCEPTIBILIDAD A LA ENFERMEDAD

La comunidad médica ha tardado en reconocer el papel del estrés en la enfermedad. Esto se ha debido en parte a la orientación de la profesión médica: los problemas físicos son producidos por causas físicas y deben ser tratados mediante una intervención física. Lo que ha faltado en los estudios citados para que fueran más aceptables para la comunidad médica es la identificación de algún mecanismo fisiológico específico mediante el cual los estados emocionales contribuyan al desencadenamiento de una enfermedad. El esbozo de cuál puede ser dicho mecanismo está surgiendo de la investigación sobre los efectos del estrés crónico. Para comprender mejor esos descubrimientos, puede ser útil conocer un poco mejor la fisiología del estrés.

El sistema nervioso humano es el producto de millones de años de evolución. Durante casi toda la existencia del ser humano, las demandas que se presentaban a su sistema nervioso eran muy diferentes de las que nos presenta la civilización moderna. La supervivencia en las sociedades primitivas exigía que los humanos fueran capaces de identificar una amenaza inmediatamente y que tomaran una rápida decisión sobre la conveniencia de luchar o de huir.

Pero la vida actual exige que inhibamos frecuentemente nuestras respuestas de lucha o huida. Cuando un policía te detiene para ponerte una multa, o cuando tu jefe critica tu trabajo, tu cuerpo se moviliza inmediatamente por la amenaza. Como en estas ocasiones sería tan inadecuado «luchar» como «huir», aprendes a anular tus reacciones. A lo largo del día invalidas constantemente las reacciones de tu cuerpo frente al estrés: cuando cometes una equivocación, cuando un taxi te toca el claxon insistentemente, cuando tienes que esperar una cola, cuando pierdes un autobús y así sucesivamente.

El cuerpo está diseñado de modo que unos momentos de estrés, seguidos por una reacción física como luchar o huir, le hacen poco daño. Sin embargo, cuando no se descarga la respuesta fisiológica al estrés —a causa de las consecuencias sociales que podrían acarrear la «lucha» o la «huida»—, se acumula un efecto negativo sobre él. Es el estrés *crónico*, estrés que se queda en el cuerpo y no se libera. Y ya se reconoce ampliamente que el estrés crónico juega un papel muy significativo en muchas enfermedades.

El doctor Hans Selye, mencionado anteriormente, endocrinólogo y director del Instituto de Medicina Experimental y Cirugía de la Universidad de Montreal, ha descrito los efectos del estrés crónico en el organismo. Su descripción se asemeja a una lista de horrores médicos.

Para comenzar, el estrés crónico suele producir desequilibrios hormonales. Como las hormonas desempeñan un papel crítico en la regulación de las funciones corporales, estos desequilibrios pueden provocar presión arterial alta y llegar finalmente a dañar los riñones. El daño de los riñones puede, a su vez, suponer una hipertensión grave (presión arterial alta), lo que refuerza el desequilibrio químico.

Además, los cambios hormonales producidos por el estrés pueden dañar las paredes de las arterias. El cuerpo repara estos daños con la producción de placas de colesterol, una especie de tejido cicatrizante. Pero demasiadas placas provocan el endurecimiento de las arterias, la arteriosclerosis, que a su vez, fuerza al corazón a bombear con más intensidad, lo cual incrementa la presión arterial aún más. Cuando la arteriosclerosis está muy avanzada, disminuye la cantidad de sangre y oxígeno que llega al corazón hasta el punto de que puede tener lugar una crisis coronaria. Asimismo las placas de colesterol pueden llegar a bloquear las principales arterias coronarias, causando la muerte de parte del músculo cardiaco, lo que provoca una crisis cardiaca. Normalmente el cuerpo hace un esfuerzo para ajustarse a estos problemas, pero, bajo el estrés crónico, los mecanismos responsables de la reducción y reajuste del desequilibrio hormonal se encuentran totalmente sobrepasados. Por tanto, el desequilibrio aumenta cíclicamente de modo negativo y amenazador para la vida.

Esta evidencia demuestra claramente que el efecto físico del estrés es muy real. Pero además hay otro efecto de enorme importancia para el paciente de cáncer. Selye ha descubierto que el estrés crónico atrofia al sistema inmunitario, responsable, como se sabe, de atacar y destruir las células cancerosas y otros organismos extraños al cuerpo. El punto importante es este: las condiciones físicas descritas por Selye como las producidas por el estrés son prácticamente idénticas a aquellas bajo las cuales una célula anormal puede reproducirse y llegar a formar un peligroso tumor. De modo nada sorprendente, los pacientes de cáncer han debilitado su sistema inmunitario.

Los descubrimientos de Selye han sido confirmados por otros investigadores. El doctor R. W. Bathrop y sus colaboradores en la Universidad de Nueva Gales del Sur, en Australia, han desarrollado estudios que indican que la aflicción disminuye la respuesta inmunitaria del organismo. Estudiaron a veintiséis personas (de entre veinticinco y sesenta y cinco años) afligidas por la muerte de sus cónyuges, dos y seis semanas después de la defunción. También se estableció un grupo de control, constituido por empleados del hospital que no habían sufrido ninguna pérdida por muerte en los dos últimos años. El funcionamiento de los linfocitos, una medida crítica de la potencia del sistema inmunitario, estaba significativamente deprimido en las personas que habían perdido a su mujer o a su marido. Puesto que el sistema inmunitario sirve como potente defensa contra la reproducción de células cancerosas, como ya expusimos en el capítulo anterior, la evidencia de que una pérdida emocional puede conducir a la supresión de las defensas corporales, es una indicación importante sobre las causas del cáncer.

Otro estudio que indica que los factores mentales llevan a la supresión del sistema inmunitario ha sido realizado por el doctor J. H. Humphrey y sus colaboradores en el Consejo Británico de Investigaciones Médicas. Su investigación demostró que la inmunidad del organismo a la tuberculosis puede ser afectada profundamente mediante sugestión hipnótica..., lo que demuestra claramente la influencia del estrés mental y emocional en las defensas del cuerpo.

Finalmente, el doctor George Solomon, de la Universidad de California, ha descubierto que incisiones en el hipotálamo –una parte del cerebro que influye significativamente en la producción endocrina del organismo– causan la supresión del sistema inmunitario. El hipotálamo es la parte del cerebro que se considera más directamente ligada con las emociones... otra evidencia significativa para los investigadores que buscamos las causas del cáncer.

El trabajo del doctor Solomon trata de descubrir el mecanismo fisiológico por el que el estrés puede llegar a suprimir el sistema inmunitario. Cuando se combina este trabajo con los de Selye y demás, comienza a aparecer un cuadro completo de cómo el estrés emocional crea las condiciones bajo las que pueda tener lugar el cáncer. No obstante, seguimos necesitando una mayor comprensión del cuerpo para describir las conexiones exactas entre estrés y cáncer.

RESUMEN DE LOS HALLAZGOS: VOLVEMOS AL INDIVIDUO

Tomemos unos instantes para resumir los puntos más importantes de la investigación:

- Los niveles elevados de estrés emocional incrementan la susceptibilidad a la enfermedad.
- El estrés crónico conduce a la supresión del sistema inmunitario, lo que supone a su vez un incremento de la predisposición a la enfermedad, y especialmente al cáncer.
- El estrés emocional, que suprime el sistema inmunitario, también provoca un desequilibrio hormonal. Este desequilibrio puede llegar a incrementar la producción de células anormales precisamente en el momento en que el cuerpo tiene menos posibilidades de destruirlas.

Es significativo que la cantidad de estrés emocional causado por un acontecimiento exterior dependa de cómo uno interpreta dicho acontecimiento, o de cómo se enfrenta a él. Pero aunque cualquier investigador es capaz de predecir la enfermedad basándose en la cantidad de acontecimientos estresantes presentes en la vida de una persona, muchos participantes en estos estudios *no enfermaron*, aunque habían experimentado niveles altos de estrés. Una vez más, es necesario considerar que la respuesta del individuo a un acontecimiento estresante es única.

Todo el mundo ha aprendido algunas formas de enfrentarse al estrés que reducen su impacto emocional o disminuyen sus efectos sobre el cuerpo. Por tanto, el paso siguiente consiste en comprender qué tipos de reacciones pueden desempeñar un papel para hacer que algunas personas sean susceptibles al cáncer.

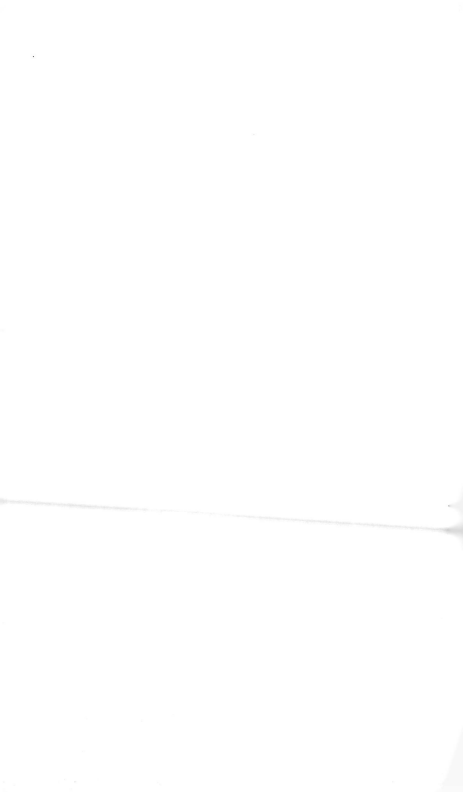

5

PERSONALIDAD, ESTRÉS Y CÁNCER

La mayoría de las veces, nuestros modos de responder a las solicitudes que la vida nos presenta son habituales, dictados por nuestras creencias inconscientes sobre quiénes somos, quiénes «deberíamos» ser y cómo son y deberían ser el mundo y el resto de la gente. Estos patrones de conducta conforman una actitud, una orientación, una posición general frente a la vida. En la actualidad hay un conjunto cada vez mayor de evidencias de que actitudes diferentes pueden estar asociadas a enfermedades específicas. Por ejemplo, los doctores Meyer Friedman y Ray Rosenmand, en su libro *El comportamiento tipo A y su corazón*, describen un conjunto de comportamientos —una actitud— que ellos creen que contribuye sustancialmente a las enfermedades de corazón. Han denominado a esta posición competitiva y perennemente apresurada la «personalidad de tipo A».

Numerosos estudios muestran que, además de los tipos de personalidad asociados con los problemas de corazón, hay muchas características similares en las personas que sufren artritis reumática, úlceras de estómago, asma o irritaciones de las vías urinarias (entre las mujeres). También hay un antiguo conjunto de observaciones, confirmadas por un gran número de estudios recientes, de que existen muchas semejanzas de personalidad entre los pacientes de cáncer.

Visión histórica de la conexión entre el cáncer y las emociones

La conexión entre el cáncer y los estados emocionales ha sido observada durante casi dos mil años. De hecho, la idea nueva y extraña es la separación entre ambos. Hace casi dos mil años, en el siglo II d. de C., Galeno observó que las mujeres alegres eran menos propensas al cáncer que las de naturaleza depresiva. Gendron, en un tratado escrito en 1701 sobre la naturaleza y las causas del cáncer, citaba la influencia de los «desastres de la vida que ocasionan tanto pesar y dolor». En un ejemplo que sigue citándose hoy en las facultades de medicina, Gendron señalaba:

> La señora Emerson, tras la muerte de su hija, experimentó una gran aflicción y constató que sus pechos se estaban hinchando, lo que le provocó grandes dolores poco después. Al final resultó ser un cáncer incurable, que la consumió en muy poco tiempo. Había gozado siempre de una salud perfecta. La esposa del oficial de un barco (capturado por los

franceses y encarcelado) estaba tan afectada por esta razón que sus pechos comenzaron a hincharse, y poco después tenía un cáncer tan avanzado que no pude hacer nada por ella. No había tenido anteriormente ningún problema en sus pechos.

En 1783, Burrows, en un comentario que parece ser una descripción *avant la lettre* del estrés crónico, atribuye la enfermedad a las «desasosegadas pasiones de la mente que han afectado al paciente durante mucho tiempo». Hacia 1822, Nunn, en su texto mundialmente conocido *Cáncer de mama*, señala que los factores emocionales influyen en el crecimiento de los tumores. A título de ejemplo, indica que un caso concreto coincidió con «el choque producido en su sistema nervioso por la muerte de su marido. Poco después el tumor creció de tamaño y la paciente murió».

En 1846, el doctor Walter Hyle Walshe publicó *Naturaleza y tratamiento del cáncer*, un libro muy influyente y definitivo que cubría casi todo lo que se sabía sobre esta enfermedad en esa época. En él afirma:

Se ha escrito mucho sobre la influencia de la miseria mental, de los repentinos reveses de la fortuna y del temperamento habitualmente lóbrego como disposiciones carcinomatosas. Si hemos de dar crédito a los escritores sistemáticos, constituyen las causas más importantes de la enfermedad [...] Muchas veces se han observado hechos muy convincentes con respecto a la influencia de la mente en la producción de esta enfermedad. Yo mismo he encontrado casos en los que la conexión era tan clara que [...] cuestionar su realidad habría ido contra toda lógica.

En 1865, el doctor Claude Bernard escribió un texto clásico, *Medicina experimental*, en el que recoge observaciones similares a las nuestras. Bernard señala que un ser vivo debe ser considerado como un todo armonioso. Aunque para la investigación sea necesario realizar análisis de las diferentes partes del cuerpo, también es preciso considerar las relaciones entre todas las partes. Y en otro texto clásico, *Patología quirúrgica*, publicado en 1870, sir James Piaget expresó su convicción de que la depresión juega un papel vital en la aparición del cáncer:

> Son tan frecuentes los casos en los que la profunda ansiedad, la esperanza aplazada y la decepción son seguidas rápidamente por el crecimiento y el aumento del cáncer que apenas podemos dudar de que la depresión mental es un potente aditivo a las otras influencias que favorecen el desarrollo de la constitución cancerosa.

El primer estudio estadístico sobre los estados emocionales y el cáncer fue realizado en 1893 por Snow. Al informar sobre esta investigación relativamente sofisticada, señalaba:

> De doscientos cincuenta pacientes, tanto externas como internas, de cáncer de mama y de útero del Hospital del Cáncer de Londres, los historiales de cuarenta y tres permitían pensar en la presencia de algún daño físico. Quince de estas cuarenta y tres afirmaban haber sufrido muchos problemas en los últimos tiempos. Otras treinta y dos hablaban de privaciones y de mucho trabajo. En ciento cincuenta y seis se había producido un gran pesar inmediatamente antes, a

veces de forma muy punzante, [como] la pérdida de un familiar muy próximo. Solo en diecinueve no había historial desencadenante.

Snow concluía que:

De todas las causas desencadenantes de todo tipo de cáncer, las neuróticas son las más potentes. La angustia mental es el rasgo que aparece con más frecuencia; el trabajo agotador y las privaciones van a continuación. Son causas directas y muy importantes que ejercen una fuerte influencia predisponiendo al desarrollo del resto. Los idiotas y los chiflados se encuentran notablemente exentos de todos los tipos de cáncer.

A pesar del aparente acuerdo de los expertos de finales del siglo XIX y principios del XX sobre la existencia de una conexión entre los estados emocionales y el cáncer, el interés se desvaneció frente al descubrimiento de la anestesia general, de las nuevas técnicas quirúrgicas que comenzaban a desarrollarse y de la terapia de radiaciones. El éxito de estas terapias físicas en muchos problemas médicos fortaleció sustancialmente el punto de vista de que los problemas físicos solo podían ser resueltos mediante algún tipo de tratamiento físico. Además, los médicos comenzaron a considerar que tanto el estrés como las privaciones eran algo inevitable; después de todo, incluso si tenían importancia en el desencadenamiento del cáncer, ¿qué podía hacer un médico al respecto? Por último, hasta el primer tercio del siglo XX también eran muy limitados los medios con los que se podía hacer frente a los problemas emocionales.

No deja de ser una ironía de la historia de la medicina que, conforme las ciencias nacientes de la psicología y la psiquiatría iban desarrollando instrumentos de diagnóstico para estudiar científicamente la conexión entre el cáncer y los estados emocionales y los medios terapéuticos para tratar los problemas emocionales, la medicina perdiese el interés en este tema. El resultado han sido dos cuerpos de literatura e investigación muy distintos. La literatura psicológica es rica en descripciones de los estados emocionales asociados al cáncer, pero suele evitar sugerir ningún mecanismo fisiológico que pudiera explicar esta relación. La literatura médica tiene una profunda base fisiológica pero, tal vez por no integrar los datos psicológicos en su investigación, es incapaz de explicar la remisión «espontánea» o las grandes diferencias individuales de respuesta al tratamiento.

Debido a su formación médica, Carl estaba asombrado al encontrar en la literatura psicológica tantas evidencias sustanciales sobre las conexiones entre los estados emocionales y el cáncer. Posteriormente hemos observado que algunos médicos estaban al tanto de estas investigaciones. El precio que hay que pagar en esta época de especialización es que las personas que trabajan sobre un mismo problema, pero enfocándolo desde las perspectivas de disciplinas diferentes, no suelen intercambiar mucha información. Cada disciplina desarrolla su propio lenguaje especializado, su propio sistema de valores, sus propios métodos de comunicar la información… y, como resultado, pueden perderse informaciones muy importantes debido a que las disciplinas no comparten sus hallazgos de manera efectiva.

Nos hemos dado cuenta de que para explicar la literatura científica a los pacientes de cáncer es preciso emplear una sensibilidad extrema. Si decimos, por ejemplo, que «las investigaciones indican que los pacientes de cáncer tienen determinados rasgos», muchos pacientes suponen automáticamente que las investigaciones indican que *ellos* tienen esos rasgos. Pero los estudios estadísticos, por su propia naturaleza, son grandes generalizaciones que se aplican a los grupos y no necesariamente a un individuo concreto. En su libro *La mente como sanadora, la mente como asesina*, el psicólogo Kenneth R. Pelletier sugiere que seamos precavidos antes de catalogarnos a nosotros mismos según cualquier «perfil de personalidad»:

Actualmente, la mayor parte de las investigaciones sobre la personalidad y la enfermedad se centran en la determinación de los rasgos característicos presentes en las personas que ya han contraído una enfermedad. Algunas de las características de la personalidad típicas de quienes tienen alguna enfermedad pueden ser notablemente parecidas a las tuyas. Esto no debe alarmarte, pues *no implica que tengas que contraer inevitablemente las enfermedades asociadas con dichas características*. Estos perfiles de personalidad no son más que bocetos, muy útiles para hacer que las personas tomen conciencia sobre los riesgos potenciales de algunos modelos de conducta. La autovaloración no suele ser demasiado exacta, y el análisis de los patrones de conducta debe apoyarse siempre en la interpretación de un experto. Los perfiles de personalidad son tan solo un elemento del diagnóstico, y no son concluyentes por sí y en sí mismos. Es bastante frecuente que los estudiantes de cualquier especialidad clínica se imaginen que padecen todas las enfermedades que estudian. Cuando prosiguen sus estudios, se dan cuenta de que realizar un diagnóstico es bastante complejo e indica una dirección, más que ser totalmente definitivo. Cualquiera que se aproxime a las relaciones entre la personalidad y la enfermedad debe hacerlo con cautela [las cursivas son nuestras].

Antes de repasar las investigaciones sobre los estados emocionales y el cáncer, te recomendamos que, si tienes cáncer o miedo de contraerlo, utilices estas investigaciones como punto de partida para ordenar tus pensamientos y seas consciente del hecho de que todo el mundo tiene la tendencia de ver aspectos suyos propios en estas descripciones. Aquellos con rasgos de personalidad similares no tienen que desarrollar las mismas enfermedades, de igual modo que tampoco todos los expuestos a los mismos agentes cancerígenos desarrollan el cáncer. Hay otros muchos factores que juegan un papel determinante.

LA EVIDENCIA PSICOLÓGICA

Uno de los mejores estudios sobre los estados emocionales y el cáncer es el expuesto en el libro *Un estudio psicológico sobre el cáncer*, escrito en 1926 por la doctora Elida Evans, una psicoanalista junguiana, con una introducción del propio Carl Jung. Jung escribió que creía que Evans había resuelto muchos de los misterios del cáncer, incluyendo por qué no siempre se puede predecir el curso de la enfermedad, por qué esta puede regresar después de muchos años y por qué es una enfermedad que se asocia a la sociedad industrializada.

Basándose en el análisis de un centenar de pacientes, Evans llegó a la conclusión de que muchos pacientes de cáncer habían perdido una relación emocional importante antes de la arremetida de la enfermedad. Observó que se trataba de personas que se habían identificado con un objeto o con un rol (una persona, un trabajo, una casa) en vez de haber desarrollado su propia personalidad. Cuando el objeto o el rol desaparecían, estos pacientes se hundían literalmente en sí mismos sin muchos recursos internos con los que enfrentarse a esa nueva situación. (Nosotros también hemos encontrado la característica de dar prioridad a las necesidades de los demás en vez de a las propias en nuestros pacientes, como veremos más adelante). Evans también creía que el cáncer era un síntoma de otros problemas sin resolver en la vida del paciente, y sus observaciones han sido corroboradas posteriormente por un gran número de investigadores.

El doctor Lawrence LeShan, psicólogo experimental por formación y psicólogo clínico por experiencia, es el teórico más destacado de la importancia de la historia de la vida psicológica de los pacientes de cáncer. En su libro *Usted puede luchar por su vida: factores emocionales en la causalidad del cáncer*, informa sobre descubrimientos similares en muchos aspectos a los de Evans. LeShan identifica cuatro componentes típicos en las historias de más de quinientos pacientes de cáncer con los que trabajó:

- La juventud del paciente estuvo marcada por sentimientos de aislamiento, abandono y desesperación, con relaciones interpersonales intensas que parecían difíciles y peligrosas.

- Al llegar a la edad adulta, el paciente consiguió establecer una relación muy importante con una persona o encontró mucha satisfacción en su vocación. Puso todas sus energías en esta relación o en este rol. Se convirtió en su razón de vivir, en el centro de su vida.

- La relación o el rol desapareció, por muerte, mudanza, abandono del hogar por parte de un hijo, jubilación o una circunstancia similar. El resultado fue la desesperación, como si las «magulladuras» de la infancia hubieran sido golpeadas de nuevo.

- Una de las características fundamentales de estos pacientes era que su desesperación estaba «embotellada». No eran capaces de permitir que los demás supieran que se sentían dolidos, enfadados, hostiles. Los demás solían considerarlos personas excepcionalmente encantadoras, y decían de ellos cosas como: «Es tan bueno, tan cariñoso» o «Es una santa». LeShan concluye: «Ese ser tan buenos, esa *bondad*, era de hecho un signo de que no creían suficientemente en sí mismos y de su falta de esperanza».

LeShan describe los estados emocionales de sus pacientes tras la pérdida de esas relaciones o de esos roles cruciales como sigue:

La creciente desesperación con la que se enfrentaban todas estas personas parece estar estrechamente ligada a la pérdida que experimentaron en su infancia [...] Contemplaban el fin de la relación como un desastre que casi habían esperado desde siempre. Habían estado esperando el final, habían estado esperando el rechazo. Y cuando sucedió, se decían a sí mismos: «Sí, ya sabía yo que era demasiado bueno para ser cierto» [...] Desde un punto de vista superficial, parecía que se las habían arreglado para «ajustarse» al choque. Continuaban funcionando. Continuaban con sus ocupaciones cotidianas. Pero el «color», el sabor, el significado habían desaparecido de sus vidas. No parecía que hubiera nada que los ligara a la vida.

Para los que estaban a su alrededor, incluso para los muy próximos, parecía que se hubieran adaptado perfectamente bien... pero era la falsa paz de la desesperación la que ellos sentían. Estaban, simplemente, esperando la muerte. Porque les parecía la única salida. Estaban listos para morir. En cierto sentido muy real, ya habían muerto. Un paciente me dijo: «La última vez tuve esperanzas, y mire lo que pasó. En cuanto mis defensas estaban bajas, fui abandonado otra vez. Nunca más esperaré nada. Es demasiado. Es mejor quedarse uno en su concha».

Y allí se quedaban, esperando desesperanzadamente que la muerte los liberara. En un plazo comprendido entre seis meses y ocho años en el caso de mis pacientes, apareció el cáncer terminal.

LeShan señala que el 76% de los pacientes de cáncer que entrevistó compartían esta historia emocional básica. Más del 95% de los pacientes de cáncer que acudieron a su consulta para recibir tratamiento psicoterapéutico intenso, exhibían un modelo vital análogo a este. Tan solo el 10% de los individuos de un grupo de control constituido por personas que no eran pacientes de cáncer revelaron este modelo.

Aunque LeShan escribe de un modo muy dinámico y convincente sobre los estados emocionales de sus pacientes, no todas las facetas de sus observaciones han sido validadas por otros estudios. Pero muchos elementos clave han sido confirmados por un trabajo de investigación de treinta años de duración realizado por Caroline B. Thomas, psicóloga en la Universidad Johns Hopkins.

La doctora Thomas comenzó entrevistando a estudiantes de medicina de esta universidad en los años cuarenta y evaluando sus perfiles de personalidad. Desde entonces, ha realizado más de mil trescientas entrevistas con estudiantes y ha seguido su historial médico. Según ella, el perfil psicológico más diferenciado es el de los estudiantes que posteriormente desarrollaron cáncer, más incluso que el de aquellos que posteriormente se suicidaron. Concretamente, sus datos muestran que los estudiantes que desarrollaron cáncer consideraban que no habían tenido intimidad con sus padres, que muy raramente demostraban grandes emociones, y eran generalmente de ritmo lento.

Otro de los elementos de la descripción de LeShan, que los pacientes de cáncer eran propensos a los sentimientos de desesperación y desamparo, incluso antes del inicio de su enfermedad, ha sido confirmado por otros dos estudios:

- Los doctores A. H. Schemale y H. Iker observaron en sus pacientes femeninas un cierto tipo de rendición, una especie de frustración desesperanzada con respecto a un conflicto para el que no había solución. Frecuentemente este conflicto había tenido lugar unos seis meses antes del diagnóstico del cáncer.

Schemale e Iker estudiaron a continuación a un grupo de mujeres saludables que se consideraba que estaban biológicamente predispuestas al cáncer de cerviz. Valiéndose de mediciones psicológicas para identificar una «personalidad con tendencia a la desesperanza», predijeron qué mujeres de este grupo desarrollarían cáncer... y acertaron en el 73,6% de los casos. Los investigadores señalaron que esto no significa que los sentimientos de desesperanza *provoquen* el cáncer —estas mujeres mostraban cierta predisposición al cáncer cervical— sino que esa desesperanza parece ser un elemento importante.

- Durante un periodo de quince años, el doctor W. A. Greene estudió las experiencias sociales y psicológicas de pacientes que habían desarrollado leucemia y linfoma. También observó que la pérdida de una relación emocional importante era un elemento significativo en la historia del paciente. Tanto para hombres como para mujeres, la mayor pérdida posible era, según Greene, la muerte o peligro de muerte de la madre, o, para los hombres, la de una «figura de la madre», como la esposa. Otros acontecimientos emocionales significativos para las mujeres eran la menopausia y el cambio de domicilio; y para los hombres, la pérdida del empleo y la jubilación. Greene llegaba a la conclusión de que la leucemia o el linfoma se desarrollaban en un escenario en el que el paciente se enfrentaba con algunas pérdidas y separaciones que le sumían en un estado de desesperación, desamparo y discontinuidad.

Otros estudios han confirmado la descripción de LeShan sobre las dificultades que tienen muchos pacientes de cáncer para expresar sentimientos negativos y sobre la necesidad de parecer constantemente buenos a los demás:

- El doctor D. M. Kissen ha observado que la mayor diferencia entre los fumadores empedernidos que contraen cáncer y los que no lo contraen es que los pacientes de cáncer de pulmón tienen «salidas para las descargas emocionales escasamente desarrolladas».

- M. Blumberg demostró que la velocidad de crecimiento de los tumores podía predecirse basándose en ciertos rasgos de la personalidad. Los pacientes con crecimiento más rápido se empeñaban en causar la mejor impresión posible. También estaban más a la defensiva y tenían menos capacidad de defensa contra la ansiedad. Además de esto, solían rechazar el cariño, aún cuando lo desearan. El grupo que mostraba crecimiento lento tenía una mayor capacidad de absorber los choques emocionales y de reducir la tensión mediante la actividad física. La dificultad con que se encontraban los pacientes con mayor velocidad de crecimiento parecía ser que sus salidas emocionales se encontraban bloqueadas por su deseo extremo de causar buena impresión.

- El doctor Klopfer llevó a cabo un estudio de características similares en el que se predecía la velocidad de crecimiento del tumor basándose en perfiles de personalidad. Las variables que permitían a los investigadores predecir un crecimiento rápido eran la defensa del yo y la lealtad a «la propia versión de la realidad».

Klopfer afirmaba que cuando se emplea demasiada energía en la defensa del yo y de la manera de ver la vida, el cuerpo no dispone de la energía vital necesaria para combatir el cáncer.

EJEMPLOS DE LA VIDA DE NUESTROS PACIENTES

Además de estos estudios, nuestra experiencia con nuestros pacientes hace que no tengamos dudas sobre la conexión entre ciertos estados emocionales y el cáncer.

Una de nuestras primeras experiencias tuvo lugar mientras Carl estaba realizando su residencia y aún no habíamos comenzado a emplear el enfoque descrito en este libro. Betty Johnson, una mujer de cuarenta años, llegó al hospital con un cáncer de riñón muy avanzado. Había enviudado el año anterior pero seguía viviendo y trabajando en el rancho que le había dejado su marido. Una operación exploratoria reveló que el cáncer se había extendido fuera del riñón y que no sería posible eliminarlo quirúrgicamente. Fue tratada con dosis mínimas de radiaciones, pero había pocas esperanzas de mejoría. Después fue enviada de vuelta a su rancho, tras darle tan solo algunos meses de vida.

Al volver a su casa, se enamoró de uno de los hombres que trabajaban en su rancho y se casaron rápidamente. A pesar del pronóstico de muerte inminente, no apareció ningún signo de enfermedad durante cinco años. Hasta que su segundo marido la dejó, llevándose todo su dinero. En unas semanas Betty tuvo una recaída del cáncer y murió. Parecía que su matrimonio había desempeñado un papel determinante en su aparente recuperación, y el abandono de su marido precipitó la recurrencia de la enfermedad y la muerte.

Día tras día encontramos evidencias similares de la conexión entre los estados emocionales y la enfermedad en las vidas de las personas que conocemos, y uno de los resultados más importantes que hemos obtenido ha sido que hemos aprendido a escuchar mejor a nuestros pacientes. Cuando considerábamos al cáncer como un problema simplemente físico, escuchábamos las descripciones de los estados emocionales de nuestros pacientes como algo a lo que debíamos responder con simpatía y comprensión, pero que tenía poco que ver con el curso de la enfermedad. A medida que aprendimos que «la persona en su totalidad» participa en el curso de la enfermedad, comenzamos a prestar más atención a todo lo que nuestros pacientes decían. Uno de los que más nos enseñaron fue Millie.

Millie Thomas tenía algo que era único entre nuestros primeros pacientes: llegó a nosotros convencida de que había participado en su enfermedad. Se la había enviado a Carl su médico, un cirujano del tórax, que había asistido a una de las conferencias de Carl. Millie tenía setenta años, aunque se mantenía tan erguida que parecía más joven. Ya se le había diagnosticado una vez cáncer, y en esa ocasión la habían operado para eliminar el tejido enfermo.

La frase de presentación de Millie a Carl fue que ella había atraído la enfermedad y que tenía miedo de provocar una recaída o una expansión. Quería ayuda. Hablaba tan abiertamente y con tanta fuerza de convicción que no tuvimos nada que decir, excepto pedirle que se explicara.

Millie nos contó que cuando se estaba acercando a su septuagésimo cumpleaños y al momento de su jubilación como maestra, los niños parecían aburrirla cada vez más y su trabajo se hizo desagradable. Soltera, compartía su apartamento con otra mujer mayor que ella, a la que también encontraba cada vez más aburrida. Parecía que todo su mundo se estaba deteriorando.

Se había dado cuenta de que cada vez fumaba más y que cuando inhalaba el humo, pensaba que no tardaría mucho en morir. Por la noche, cuando se iba a la cama, se sorprendía igualmente pensando que le quedaba un día menos de vida, que había acabado otro día y que no habría muchos más. Durante varios meses continuó fumando y deprimiéndose más y más. Hasta que sufrió un grave resfriado con fuertes accesos de tos que produjeron algo de sangre.

Cuando acudió a su médico, este descubrió que tenía cáncer de pulmón y la intervino quirúrgicamente. Tras la operación, recayó en la depresión y, como resultado, empezó a experimentar aprensión sobre la posibilidad de *re*crear la enfermedad en cuyo desarrollo había tenido un papel tan importante. Cuando expresó estos miedos a su cirujano, este recordó la conferencia de Carl y la envió a nuestra consulta.

Millie era la primera paciente que nos decía que «se había puesto enferma a sí misma» y nos contaba los procesos pensantes que había experimentado. Por haber acudido anteriormente a algunas sesiones de psicoterapia, era más consciente de sus pensamientos y de sus sentimientos que muchas otras personas. Necesitó muy poca ayuda para superar su miedo y su depresión.

Aunque Millie era especial por su grado de acceso a su yo interno, encontramos que muchos de nuestros pacientes —una vez que comprendían que sus estados emocionales podían haber jugado un papel en el curso de su enfermedad—

recordaban pensamientos y sentimientos similares. A menudo se sorprendían deseando haber muerto o sintiéndose sin esperanzas y pensando que la muerte era la única salida. Frecuentemente esos sentimientos se presentaban bien porque se enfrentaban a una nueva demanda del medio o bien a causa de un conflicto aparentemente irresoluble.

Para muchos de nuestros pacientes, el conflicto aparecía cuando descubrían que sus cónyuges habían tenido escarceos amorosos, especialmente si no consideraban la posibilidad de acudir a un consejero matrimonial o si sus creencias religiosas les impedían aceptar la idea del divorcio pero tampoco tenían muchos deseos de mantener el matrimonio. Edith Jones se enfrentó con este problema cuando descubrió que su marido, el padre de sus seis hijos, tenía algunos devaneos extramatrimoniales. Edith no podía tolerar la situación, pero tampoco creía en el divorcio. Parecía que no hubiera alternativas, por lo que se sintió atrapada. Contrajo cáncer y murió en un plazo muy breve. Para ella la muerte representaba una solución. Otras mujeres habrían encontrado alguna razón para continuar su relación y otras se habrían dado «permiso» para solicitar el divorcio.

Algunos de nuestros pacientes masculinos habían tenido conflictos por la presencia de familiares en sus negocios. Este era el caso de Rod Hansen, que hábilmente había transformado su pequeña empresa en una brillante compañía. Por importantes razones familiares, Rod contrató a un pariente para un puesto de supervisión muy importante. El pariente resultó ser incompetente para manejar este nivel de responsabilidad, el negocio comenzó a deteriorarse y la empresa, a la que Rod se había entregado en cuerpo y alma, dejó de ser un placer... a decir verdad se transformó en un problema intolerable para el que no veía solución.

Rod recibió su diagnóstico de cáncer aproximadamente un año después de que sus negocios comenzaran a deteriorarse. Tras trabajar con nosotros en nuestra clínica durante algún tiempo, aprendió a enfrentarse más directamente con sus problemas. Despidió a su pariente y después volvió a contratarle en un puesto de menos responsabilidad, más adecuado a sus capacidades.

Otro modelo frecuente que hemos encontrado en los pacientes de cáncer es el de la mujer que ha puesto en su familia mucha energía física y toda la emocional. Al ser el chófer, la cocinera, la niñera y la profesora particular de sus cuatro retoños, los días de June Larsen eran una vertiginosa sucesión de clases de ballet, lecciones de música, partidos de fútbol, fiestas infantiles y reuniones de padres de alumnos. Como su marido era un brillante ejecutivo en una gran empresa y tenía que viajar mucho, la responsabilidad de los niños recaía casi enteramente sobre ella. Cuando miraba atrás para contemplar esos años, tenía que admitir que lo único que habían llegado a tener en común su marido y ella eran los niños.

A medida que sus hijos crecían y abandonaban el hogar para casarse o para ir a la universidad, June experimentaba una corta crisis de abatimiento, pero pronto se recuperaba y se arrojaba con más ganas sobre los hijos que aún le quedaban. Cuando el último se fue a la universidad, June sintió como si «me hubieran cortado una parte de mi vida». Se sintió profundamente deprimida y sin saber qué hacer con su tiempo. También le hizo cada vez más demandas a su marido, de lo cual él se resintió. Nada parecía elevar su ánimo, y en el plazo de un año se le diagnosticó cáncer de mama con metástasis en los huesos.

June se había identificado demasiado estrechamente con sus hijos. Cuando tuvo que contar con sus propios recursos, descubrió que casi todas sus pautas de comportamiento estaban diseñadas para cuidar de los demás en lugar de para satisfacer sus propias necesidades. Se vio forzada a aceptar que quedaba muy poco de su matrimonio. Aunque la última causa de estrés —el impacto producido por la partida del último hijo hacia la universidad— puede parecer poco importante, supuso la ruptura total del papel que la había definido durante muchos años.

La situación de June es muy típica; hemos conocido a muchas pacientes como ella y hemos observado diferentes respuestas a este tipo de estrés. Algunas mujeres logran establecer una nueva identidad diferente de la de madre. En algunos casos el matrimonio ha sido reconstruido de modo que volviera a tener significado. Según nuestra experiencia, las pacientes que hacen la transición a un nuevo papel o que restablecen relaciones importantes no solo viven más —algunas no muestran signo alguno de enfermedad— sino que tienen vidas más activas y gratificantes.

Para hombres y mujeres con carreras muy activas, el retiro suele suponer muchos problemas. Sam Brown era un ejecutivo que no quería jubilarse al cumplir los sesenta y cinco años, pero era una costumbre tan establecida en su empresa que nunca la cuestionó. Tras la ronda de fiestas de despedida, Sam se sintió cada vez más aburrido y más deprimido. Como ejecutivo, en su empresa siempre se había sentido importante. Ahora sentía que había perdido talla. Cuando la gente le preguntaba a qué se dedicaba y él respondía «jubilado», no conseguía la chispa de interés y respeto a la que estaba acostumbrado. Además, notaba que le faltaba la excitación y el estímulo de su trabajo y de los ocasionales viajes de negocios. Aunque había preparado financieramente su jubilación, la inflación le había forzado a disminuir su nivel de vida.

Para complicar las cosas, Sam y su mujer no habían tenido mucha intimidad en los últimos años. Los conflictos que habían permanecido ocultos cuando él pasaba muchas horas en la oficina salieron a la luz, y él se sintió como un cautivo escuchando las quejas cada vez más frecuentes de su esposa. Se percató de que gran parte de su autoestima estaba ligada a su trabajo, y sin este se sentía inútil e improductivo. Comenzó a considerar si después de todo había hecho algo en la vida. Finalmente, tras el fallecimiento de algunos de sus amigos poco después de la jubilación, Sam empezó a pensar más en la muerte. Catorce meses después de su retiro, se le diagnosticó un cáncer abdominal.

Además de las causas de estrés que hemos visto en los casos anteriores (pérdida del cónyuge, dificultades financieras, jubilación indeseada, graves contratiempos en los negocios, pérdida de objetivos en la vida por la partida de los hijos y deterioro del matrimonio), otro motivo de estrés que hemos observado frecuentemente en las vidas de nuestros pacientes antes de la aparición del cáncer es la crisis de la mediana edad, que algunos han denominado «la crisis de los cuarenta» (en el capítulo 9, examinaremos un caso de estos detalladamente).

Proceso psicológico de la enfermedad

Estos casos tipifican los tipos de conflictos con que nuestros pacientes se han enfrentado en los meses anteriores a su enfermedad. Basándonos en nuestra experiencia y en investigaciones de otros, podemos identificar cinco pasos de un proceso psicológico que frecuentemente precede al cáncer.

1. Experiencias en la infancia que suponen la decisión de ser un cierto tipo de persona

Muchos de nosotros recordamos alguna ocasión de nuestra infancia en que nuestros padres actuaron de forma que no nos gustaba y nos hicimos un propósito interno: «Cuando yo sea mayor, nunca seré así». O alguna ocasión en que alguien se comportó de modo que nos satisfacía enormemente y nos hicimos el propósito de comportarnos de modo similar siempre que pudiéramos.

Muchas de estas decisiones infantiles son positivas y tienen un efecto beneficioso en nuestras vidas. Otras no lo son. En algunos casos estas decisiones se tomaron como resultado de experiencias traumáticas o dolorosas. Si los niños ven a sus padres en medio de terribles peleas, por ejemplo, pueden tomar la decisión de que expresar hostilidad es negativo. Por consiguiente, establecen reglas para ellos mismos de que siempre serán buenos, agradables y cariñosos, sin importar cuáles sean sus sentimientos reales. La decisión de que el único modo de ser amado o de recibir aprobación por parte de la familia es ser un cierto tipo de persona muy amorosa puede durar toda una vida, incluso si esta se transforma en una pesada carga.

Otros niños toman la temprana decisión de que son responsables de los sentimientos de los demás y, si alguien de su

PERSONALIDAD, ESTRÉS Y CÁNCER

entorno está triste o es desdichado, a ellos les corresponde ayudarle a sentirse mejor. Posiblemente estas decisiones son las mejores que los niños pueden tomar en esos momentos, pues les dan la posibilidad de salir de situaciones difíciles o complicadas. Sin embargo, en la vida adulta esas decisiones de acomodo no son probablemente apropiadas, pues las circunstancias de la vida son diferentes de las que existieron cuando se tomaron.

Nuestra preocupación principal es que las decisiones tomadas en la infancia limitan los recursos de la persona para enfrentarse a los diversos tipos de estrés. En la edad adulta la mayor parte de estas decisiones infantiles no son conscientes. Los mismos modos de actuar han sido repetidos tantas veces que se ha llegado a perder la conciencia de haber realizado en algún momento esa elección. Pero a menos que esas elecciones se cambien, llegan a ser las reglas del juego de nuestra vida. Cada necesidad que encontremos, cada problema que tengamos que resolver los tendremos que manejar dentro del marco de esas elecciones limitadas que hicimos en nuestra temprana infancia.

Muchos de nosotros tendemos a considerar que somos del modo que somos simplemente porque «somos así». Pero cuando nos hacemos conscientes de la historia de nuestras elecciones pasadas, podemos tomar nuevas decisiones.

2. El individuo es sacudido por una sucesión de acontecimientos estresantes

Las investigaciones realizadas y nuestras propias observaciones de los pacientes concuerdan en que grandes cantidades de estrés suelen ser precursoras del cáncer.

Frecuentemente tienen lugar infinidad de acontecimientos productores de estrés en un corto periodo de tiempo. Los más críticos que nosotros hemos identificado son los que amenazan la identidad personal. Pueden incluir la muerte del cónyuge o de una persona amada, la jubilación o la pérdida de un papel significativo.

3. Estos acontecimientos crean un problema
que el individuo no sabe manejar

No son solo los acontecimientos los que crean el problema, sino la incapacidad de manejarlos dadas las «reglas» de acción y el papel que se decidió seguir en la infancia. Cuando el hombre que es incapaz de permitirse intimidad en las relaciones —y por consiguiente encuentra satisfacción en primer lugar en su trabajo— tiene que jubilarse, no puede enfrentarse con la situación. La mujer cuyo principal sentido de identidad se encuentra ligado a su marido es incapaz de hacer frente a la situación cuando se entera de que su marido tiene una aventura. El hombre que ha aprendido a expresar raramente sus sentimientos se siente atrapado cuando se halla en una situación que puede mejorar solo si él se expresa abiertamente.

4. El individuo no sabe cambiar sus reglas de acción
y se siente desamparado para resolver el problema

Como las decisiones inconscientes sobre el «modo correcto» de ser forman una parte significativa de su identidad, estas personas no ven que el cambio es posible o incluso pueden sentir que cambiar significativamente es perder su identidad. La mayoría de nuestros pacientes reconocen que hubo un tiempo antes del inicio de su enfermedad en que se sintieron desamparados, incapaces de resolver o de controlar los problemas de sus vidas, y comenzaron a «rendirse». Se veían a sí mismos como «víctimas» –meses antes del inicio del cáncer– porque no se sentían capaces de cambiar sus vidas de modo que pudieran resolver sus problemas o reducir su estrés. La vida les sucedía; no la controlaban. Se sentían marionetas en lugar de actores. Los continuos acontecimientos estresantes eran la prueba final de que el tiempo no mejoraría su suerte.

5. El individuo se distancia del problema, haciéndose estático, inmutable, rígido

Cuando no hay esperanza, el individuo «corre sobre su propio terreno», sin esperar llegar a ninguna parte. Superficialmente puede parecer que se está enfrentando a la vida, pero interiormente la vida ya no parece tener significado; solo lo hace para mantener las convenciones. Una enfermedad seria o la muerte representan una solución, una salida, un modo de posponer el problema.

Aunque muchos de nuestros pacientes recuerdan esta secuencia de pensamientos, otros no tienen conciencia de ellos. La mayoría, sin embargo, recuerda haber tenido sentimientos de desesperanza y desamparo algunos meses antes del desencadenamiento de la enfermedad. Este proceso *no causa* el cáncer, más bien le *permite* desarrollarse.

Esta rendición frente a la vida desempeña un papel importante al interferir en el sistema inmunitario y puede, mediante cambios en el equilibrio hormonal, llevar a un incremento en la producción de células anormales. Físicamente, crea el clima adecuado para el desarrollo del cáncer.

El punto crucial que hay que recordar es que todos nosotros creamos el *significado* de los acontecimientos de nuestras vidas. El individuo que asume la posición de víctima *participa* al asignar significados a los acontecimientos que demuestran que no hay esperanza. Cada uno de nosotros *escoge* —aunque no lo haga siempre de manera consciente— cómo va a reaccionar. La intensidad del estrés viene determinada por el significado que le asignamos y por las reglas que hemos establecido para manejarlo.

Al esbozar este proceso, no es nuestra intención atemorizar o culpabilizar a nadie... lo que no haría más que empeorar las cosas. En lugar de eso, esperamos que si te reconoces en este proceso psicológico, lo entiendas como una llamada a la acción y a efectuar cambios en tu vida. Al igual que los estados emocionales contribuyen a la enfermedad, también pueden contribuir a la salud. Al reconocer tu propia participación en el desencadenamiento de la enfermedad, también estás reconociendo tu poder para participar en la recuperación de tu salud y has dado además el primer paso en esa dirección.

RECUPERAR LA SALUD

Hemos descrito los pasos psicológicos que hemos identificado y observado en la progresión de la enfermedad en un paciente. Es importante que nos demos cuenta de que muchas veces estos pasos tienen lugar inconscientemente, sin que el paciente se percate de que está participando en ellos. El objetivo de explicar estos pasos psicológicos de la espiral hacia la enfermedad es establecer la base desde la que el paciente pueda dar los pasos necesarios en una espiral hacia la recuperación.

Llegar a tomar conciencia de la espiral que tuvo lugar en el desarrollo de su propia enfermedad es para muchos de nuestros pacientes el primer paso que dan para cambiar esta dirección. Al modificar sus actitudes y comportamientos, pueden dar los pasos necesarios en dirección a la salud.

Hemos observado cuatro pasos psicológicos que se suceden en la espiral ascendente hacia la recuperación:

1. El diagnóstico de una enfermedad que amenaza la vida proporciona al individuo una nueva perspectiva sobre sus problemas

Muchas de las reglas que gobiernan la vida del individuo parecen de repente mezquinas e insignificantes frente a la muerte. La amenaza, en efecto, le da permiso para actuar de modos que no parecían estar permitidos anteriormente. La ira contenida y la hostilidad pueden ser expresadas; se admite un comportamiento enérgico. La enfermedad le permite a la persona decir no.

2. El individuo decide alterar su comportamiento, ser otro tipo de persona

Como la enfermedad suele suspender las reglas, repentinamente empieza a haber opciones. A medida que cambian los comportamientos, conflictos que eran aparentemente irresolubles pueden mostrar signos de solución. El individuo comienza a ver que tiene la capacidad de resolver problemas o de enfrentarse con ellos. También descubre que la vida no se acaba cuando se rompen las viejas reglas y que los cambios del comportamiento no suponen una pérdida de identidad. Por consiguiente, disfruta de una mayor libertad de acción y más recursos disponibles con los que vivir. La depresión suele aliviarse cuando los sentimientos reprimidos han sido liberados y hay una mayor energía psicológica disponible.

Basándose en estas nuevas experiencias, decide ser un tipo diferente de persona; la enfermedad sirve, pues, como permiso para cambiar.

3. Los procesos físicos del cuerpo responden a los sentimientos de esperanza y al renovado deseo de vivir, creando un ciclo de refuerzo al nuevo estado mental

La esperanza y el renovado deseo de vivir inician procesos físicos que suponen una mejora de la salud. Puesto que mente, cuerpo y emociones actúan como un sistema, los cambios en el estado psicológico suponen cambios en el estado físico. Es un ciclo continuo, pues la mejoría física lleva consigo una renovada esperanza en la vida, y la esperanza renovada supone una mejoría física adicional (en el capítulo 7, figuras 1 y 2, hay una explicación más detallada de cómo tiene lugar este ciclo).

En muchos casos, el proceso tiene sus altibajos. Los pacientes pueden estar haciéndolo físicamente muy bien hasta que su renovada salud los pone cara a cara frente a sus áreas de conflicto psicológico. Si uno de los conflictos tiene que ver con el trabajo, por ejemplo, la incapacidad física asociada a la enfermedad puede haber aliviado temporalmente el conflicto ya que el individuo no podía trabajar. Al restaurarse la salud, por tanto, el paciente puede tener que enfrentarse de nuevo con la situación estresante. E, incluso con su renovada esperanza y con su diferente percepción de sí mismo y del problema, los tiempos suelen ser difíciles. Puede haber recaídas físicas transitorias hasta que el paciente vuelva a sentirse lo suficientemente seguro para hacer frente a la situación.

4. El paciente recuperado está «mejor que bien»

Karl Menninger, fundador de la clínica Menninger, describe a pacientes que se han recuperado de ataques de enfermedades mentales y que estaban «mejor que bien», lo que quiere decir que el estado de salud emocional que habían restaurado era de hecho superior al que habían considerado «estar bien» antes de su enfermedad. Esta observación también se puede aplicar a los pacientes que han participado activamente en su recuperación del cáncer. Tienen una fuerza psicológica, una idea positiva de sí mismos, una sensación de control sobre sus vidas que suponen claramente un nivel mejor de desarrollo psicológico. Muchos pacientes que han sido activos en su recuperación presentan una posición positivamente diferente hacia la vida. Esperan que las cosas vayan bien, y no son víctimas durante más tiempo.

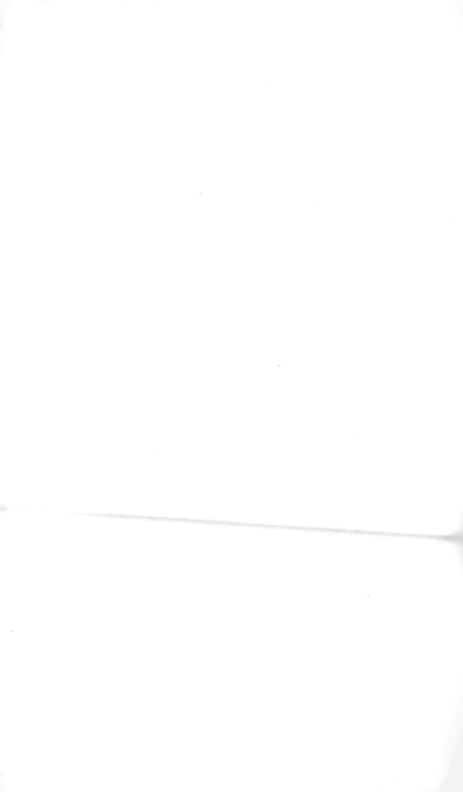

6

EXPECTATIVAS SOBRE EL CÁNCER Y SUS EFECTOS EN LA RECUPERACIÓN

Casi todos nosotros conocemos algún caso de personas vigorosas y aparentemente sanas que murieron casi inmediatamente después de que se les diagnosticara cáncer. A veces están tan intimidados por el diagnóstico y tienen una expectación tan negativa sobre sus capacidades para sobrevivir que ni siquiera abandonan el hospital tras el diagnóstico. El curso de la enfermedad corre cuesta abajo más rápidamente que lo que se preveía. Para explicar esos casos, los médicos hablan a veces de la «rendición» de esos pacientes o de que han perdido la «voluntad de vivir».

Muchos facultativos han conocido casos en los que, tras un diagnóstico de cáncer, los pacientes mantienen una expectación positiva y experimentan una recuperación muy buena. Suele ser entonces el tratamiento médico el que se lleva todas las glorias por haber conseguido la vuelta de los pacientes a la buena salud.

En general, se suele admitir más rápidamente la relación entre la muerte y una expectación negativa que la relación entre la recuperación de la salud y una expectación positiva. Creemos que una de las razones por las que el papel de la expectación positiva no ha sido reconocido tan plenamente en la medicina como el de la negativa es que a menudo es difícil saber si un paciente está hablando de forma positiva simplemente por agradar a la gente de su alrededor, o si sus palabras son un verdadero reflejo de sus sentimientos. Cuando los pacientes verbalizan una expectación positiva, asegurando que no van a morir o que van a «vencer a esa cosa», y se hunden en sus camas y se echan la manta sobre la cabeza, no van a trabajar y exhiben otros patrones de conducta incompatibles con lo que están diciendo, resulta obvio para nosotros que no tienen la firme creencia de que pueden recuperarse.

Es posible que los pacientes no se den cuenta de las expectaciones negativas que están expresando con su comportamiento y que no sean conscientes de su miedo al cáncer, que proviene del hecho de haber tenido amigos o familiares que murieron de esta enfermedad y del punto de vista generalmente pesimista que nuestra cultura tiene al respecto. Nosotros hemos aprendido a observar tanto las palabras como los actos de nuestros pacientes para leer sus esquemas mentales, y tomamos muy en serio la información que obtenemos. Pensamos que las creencias de los pacientes sobre la efectividad del tratamiento y sobre la potencia de las defensas naturales del cuerpo —esto es, sus expectaciones positivas o negativas— son determinantes poderosas del resultado de la enfermedad.

Profecías que se cumplen a sí mismas

Todos hemos experimentado lo que se llama profecías que se cumplen a sí mismas: cuando esperamos que algo suceda, actuamos de modo que incrementamos la probabilidad de conseguirlo. Si, por ejemplo, un paciente espera la recuperación, probablemente tomará sus medicamentos y observará el régimen que le haya prescrito su médico, aumentando así sus oportunidades de recuperación. Si espera morir, es probable que no piense que es útil hacer lo que su médico le ha indicado que es bueno para él. Este simple ejemplo ilustra una de las características básicas de las profecías que se cumplen a sí mismas, el «ciclo de refuerzo»: una expectación de éxito suele conducir al éxito, lo que a su vez proporciona la evidencia de que la expectación original era correcta. Del otro lado, una expectación de fracaso suele producir un resultado malogrado, el cual valida a su vez la expectación negativa. En ambos casos, el resultado creado por la expectación apoya la validez de la expectación original. Las expectaciones, ya sean positivas o negativas, se hacen más fuertes cuanto más se repite el ciclo.

El efecto de las profecías que se cumplen a sí mismas sobre los resultados de experimentos científicos supuestamente objetivos ha sido corroborado por la investigación psicológica. En un estudio, el doctor Robert Rosenthal dijo a unos estudiantes de doctorado que realizaban experimentos con animales que ciertas ratas eran excepcionalmente brillantes y que recorrerían rápidamente un laberinto, mientras que otras eran torpes y lo harían con dificultades. Aunque no había diferencias de inteligencia entre ambos grupos antes de realizar la experiencia, cuando se tabularon los resultados de las carreras, las ratas supuestamente brillantes lo habían hecho mucho mejor que las llamadas torpes. La explicación aparente es que los estudiantes trataron de modo diferente a las ratas «brillantes» –quizás prestándoles más atención al final de cada recorrido del laberinto–, lo que las animaba a hacerlo mejor que las ratas que se esperaba que lo hicieran menos bien.

Rosenthal y sus colaboradores consiguieron otra evidencia igualmente asombrosa sobre la importancia de las expectaciones en un estudio llevado a cabo con niños en las escuelas públicas de un distrito de California. Se realizó un *test* de inteligencia no verbal a alumnos de enseñanza elemental de dieciocho aulas al comienzo del año escolar. Se informó a los profesores que la prueba permitiría predecir qué niños estaban listos para destacar intelectualmente. Rosenthal seleccionó al azar, y sin basarse en los resultados de la prueba, a un 20% de los alumnos, que identificó como «intelectualmente florecientes», y dijo a sus profesores que esperaba que estos estudiantes mostraran notables mejorías durante el curso que empezaba. La única diferencia entre estos estudiantes y el grupo de control era la expectación creada en la mente de los profesores. Pero cuando se realizó un nuevo *test* a ambos grupos de alumnos ocho meses después, los «florecientes» elegidos al azar habían incrementado los puntos de su C.I. por encima del grupo de control.

Este y otros estudios posteriores han indicado que los profesores tratan inconscientemente a algunos alumnos de modo diferente que a otros. Crean un clima más cálido, acusan mejor sus rendimientos, les proporcionan conocimientos más sofisticados y les dan más oportunidades de preguntar y responder. Estos descubrimientos son importantes porque muestran que el cambio de las expectaciones, que provoca transformaciones inconscientes en el comportamiento, puede producir cambios espectaculares en los resultados.

Carl confirmó los efectos de la expectación positiva en un estudio realizado con ciento cincuenta y dos pacientes de cáncer en la Base Aérea de Travis, la principal instalación médica de las Fuerzas Aéreas en la Costa Oeste. Cinco miembros del personal examinaban la actitud de los pacientes hacia el tratamiento y evaluaban sus respuestas a él durante los siguientes dieciocho meses. Los resultados fueron claros: los pacientes que tenían una actitud positiva respondían mejor al tratamiento. De hecho, de los ciento cincuenta y dos participantes, solo dos de los que habían mostrado una actitud negativa tuvieron una buena respuesta al tratamiento.

El hallazgo más significativo del estudio fue que una *actitud positiva hacia el tratamiento era un mejor índice para predecir la respuesta a él que la gravedad de la enfermedad.* Es decir, pacientes con pronósticos muy serios pero con actitud positiva presentaban mejores resultados que otros con pronósticos relativamente menos serios pero actitudes negativas. Además, los pacientes que consideraban su tratamiento positivamente solían tener menos efectos secundarios.

La expectación también puede funcionar negativamente. Tomamos dolorosa conciencia de esto mediante otra experiencia que Carl tuvo en Travis, lugar donde trataba a pacientes llegados de toda la costa del Pacífico. Entre ellos había también algunos japoneses de mediana edad. Aunque estaban recibiendo radioterapia convencional, del mismo tipo y dosis que la recibida por otros pacientes no japoneses, sufrían muchos más efectos secundarios desagradables que no podían atribuirse simplemente al tratamiento.

Un japonés, teniente coronel retirado, había sido tras su carrera militar un ejecutivo de éxito. Antes de su diagnóstico nos dijeron que tenía una gran fuerza de voluntad y que era independiente, responsable y difícil de derrotar. Pero desde el comienzo de la radioterapia se había transformado en un inválido que rehusaba hacer lo más simple por sí mismo. Ni las más largas charlas parecían ayudarle y caía rápidamente cuesta abajo. Hablamos sobre sus sentimientos y, tras sondearle con precaución, nos dimos cuenta de que tenía un profundo miedo de las radiaciones que databa de la Segunda Guerra Mundial. De repente reconocimos que las creencias de nuestros pacientes japoneses sobre las radiaciones provenían, probablemente a nivel inconsciente, de los efectos de la bomba atómica. Para un japonés de mediana edad, que recordaba la destrucción de Hiroshima y Nagasaki, la radiación estaba asociada con la muerte y la destrucción. Conversamos cuidadosamente con él sobre las diferencias entre las radiaciones de la bomba atómica y las de la terapia. Parecía casi imposible modificar sus creencias sobre los efectos de este tratamiento. Su expectación negativa estaba contribuyendo claramente al deterioro de su condición.

No es fácil distinguir entre los efectos secundarios asociados al tratamiento y los afectados significativamente por las creencias. Las náuseas, por ejemplo, suelen ser consideradas un efecto secundario de algunas formas de tratamiento, pero algunos pacientes tienen náuseas cuando *van hacia* el lugar donde se les va a aplicar el tratamiento. Podemos entonces preguntarnos: ¿son las náuseas resultado del tratamiento o resultado de las creencias?

CREENCIAS SOCIALES NEGATIVAS SOBRE
EL CÁNCER... Y SUS EFECTOS

Nuestras experiencias confirman dramáticamente el poder de las expectaciones negativas. Este poder es particularmente sobrecogedor cuando consideramos las creencias generales sobre el cáncer en nuestra sociedad y su probable efecto en los pacientes que lo sufren. De un modo muy simplificado, las creencias sobre el cáncer en nuestra sociedad son:

- Cáncer es sinónimo de muerte.
- El cáncer es algo que golpea desde el exterior y no hay esperanza de controlarlo.
- El tratamiento –radioterapia, quimioterapia o cirugía– es drástico y negativo y tiene muchos efectos secundarios indeseables.

Si la expectación contribuye al resultado, no cabe la menor duda de que estas creencias sociales tienen un marcado efecto negativo. Los periódicos y las revistas contienen relatos de personas que han muerto tras una larga batalla contra el cáncer. El abierto mensaje motivacional de estos relatos suele ser lo valientes que eran estas personas. El mensaje oculto es que eran valientes frente a su *inevitable* muerte. A menudo, cuando la gente habla de alguien que tiene cáncer, varía el tono de la conversación, se hace un silencio violento, las miradas se desvían...; todo esto denota la expectativa de la muerte.

Los pacientes de cáncer son muy sensibles a esos mensajes negativos. Muchos informan que sus amigos, tras tener conocimiento de su enfermedad, comienzan a evitarlos, pues aparentemente no saben de qué hablar con ellos ya que están «virtualmente muertos». En gran parte, cuando las personas evitan a los pacientes de cáncer, están tratando de evitar pensar en la muerte, y asimismo el miedo que les produce que, de uno u otro modo, el cáncer esté golpeando de nuevo.

Este conjunto trágico de expectativas negativas es comunicado no solo por amigos y familiares, sino también en algunas ocasiones por los miembros de la profesión médica. Un médico, que anteriormente era un experto competente con rapidez de respuesta, se transforma, en la presencia de un paciente de cáncer, en un filósofo algo inepto que trata de consolar con vaguedades de lo que él considera un desenlace inevitable. En muchos casos, la más profunda forma de comunicación del médico es el modo que tiene de evitar las preguntas del paciente. Una paciente contaba que cuando su médico fue a la habitación del hospital donde ella estaba tras practicarle una biopsia quirúrgica, para informarle de que tenía cáncer, solo entró un par de pasos en la habitación y se mantuvo con la espalda contra la pared. Le dijo rápidamente que tenía cáncer, que necesitaría tratamiento adicional y que sería tratada por otro doctor. Después abandonó con rapidez la habitación. Naturalmente, el paciente acusa la actitud del médico tanto en sus claves verbales como no verbales. El mensaje está claro: no sobrevivirá.

Nada de lo dicho tiene ánimo de condena de otros médicos ni de los desconcertados familiares y amigos del paciente. Simplemente describimos unos hechos. También nosotros somos conscientes de ocasiones en que hemos comunicado nuestras expectativas negativas o en que nuestra incapacidad ha contribuido a aumentar los sentimientos de desamparo del paciente. El resultado lamentable de todas las expectativas comunicadas sobre los efectos secundarios, el dolor y la muerte es que pueden colaborar para crear una profecía que se cumpla a sí misma. Con un sistema diferente de creencias y expectativas, el resultado hubiera podido ser diferente.

CONSTRUIR UN SISTEMA POSITIVO DE CREENCIAS

Pedir a las personas con cáncer que cambien sus creencias, que comprendan que pueden recobrarse y vivir una vida más plena y gratificante —a pesar de sus propios miedos sobre la enfermedad y de las expectaciones negativas de quienes las rodean—, es pedirles muchos actos de gran valor y fortaleza personal. Pero nuestra experiencia nos ha mostrado que muchos pacientes de cáncer pueden llevar a cabo esos actos con ese valor y esa fortaleza. Para ayudarles en su esfuerzo, lo primero que hacemos es contrarrestar las creencias sociales negativas sobre esta enfermedad con sus equivalentes positivos. En el cuadro siguiente se muestran ambos conjuntos de creencias:

CREENCIAS NEGATIVAS Y POSITIVAS	
EXPECTACIÓN NEGATIVA	EXPECTACIÓN POSITIVA
El cáncer es sinónimo de muerte	El cáncer es una enfermedad que puede ser fatal o no
El cáncer es algo que golpea desde el exterior y no hay esperanza de controlarlo	Las defensas del cuerpo son el enemigo mortal del cáncer, cualesquiera que sean sus causas
El tratamiento es drástico y tiene frecuentemente efectos secundarios indeseables	El tratamiento médico puede ser un aliado importante, un «amigo en la necesidad», para apoyar las propias defensas

Las creencias señaladas en la columna de «expectación positiva», como ya hemos demostrado, están justificadas por las investigaciones científicas actuales... más justificadas de hecho que las creencias de «expectación negativa». Sin embargo, la dificultad para persuadir a las personas sobre la necesidad de cambiar sus creencias de negativo a positivo estriba en que suelen haber tenido experiencias negativas que «demuestran» la validez de sus creencias. A decir verdad, parece como si les pidiéramos que negasen sus propias experiencias y que adoptasen un sistema de creencias inconsistente con lo que «saben». Nuestro argumento es que las experiencias negativas que estas personas han vivido no eran necesariamente inevitables; precisamente han sido conformadas en parte por la expectación negativa original.

El mismo poder que nos permite crear experiencias negativas puede ser utilizado para crear experiencias positivas. Y a pesar de que el papel de la expectación puede tener sus límites, nadie sabe en realidad hasta dónde llegan esos límites. Sin lugar a dudas es deseable tener a la expectación trabajando a favor, y no en contra, del paciente de cáncer.

Algunos lectores pueden sentir que como su expectación es negativa, van a tener necesariamente resultados negativos. No tiene por qué ser así. Hemos tratado a muchos pacientes que comenzaron con expectación negativa y cambiaron. El primer paso para cambiar la expectación es tomar conciencia de lo que se cree y de sus efectos potenciales. La simple lectura de este capítulo podría tener este resultado. Más adelante (capítulo 14) describiremos paso a paso los métodos que utilizamos para ayudar a nuestros pacientes en su trabajo hacia una expectación positiva.

La cuestión de las «falsas esperanzas»

A veces nos han preguntado: «¿No están dando ustedes a sus pacientes falsas esperanzas?». Nuestra respuesta es: «No, estamos dando a nuestros pacientes esperanzas razonables». Nuestro enfoque no garantiza la recuperación. Pero esta pregunta sugiere la idea de que las personas no deberían tener esperanzas si hay posibilidades de decepción. Una creencia de este tipo no proporciona base alguna para tener una vida plena o para encarar cualquier dificultad de la vida.

Llegamos al matrimonio sin ninguna garantía de que vaya a ser una experiencia feliz y enriquecedora. Si nos casamos con la expectativa de que el matrimonio está *condenado* al fracaso, esa expectativa incrementa la probabilidad de fracaso. Una expectación positiva no garantiza el éxito en el matrimonio, pero incrementa la posibilidad de que salga bien y mejora la calidad de la relación.

Desde las primeras páginas de este libro, hemos señalado la importancia que creemos que tienen las ideas del paciente sobre sus perspectivas de mejoría en el proceso de recuperación de la salud. Pero incluso pacientes que habían trabajado mucho con nuestro enfoque han muerto, aunque en muchos casos han superado los pronósticos de modo significativo y han tenido una vida mucho más gratificante que la que habrían experimentado si no hubieran participado activamente en su tratamiento. La muerte llega inevitablemente a todos nosotros. Y nuestro programa también incluye actividades pensadas para ayudar al paciente a enfrentarse abiertamente con la posibilidad de la muerte..., actitud que libera energía para seguir viviendo.

Aquellos que hablan de las «falsas esperanzas» suelen considerarse a sí mismos realistas, personas que ven la vida «tal como es». Pero una concepción de la vida que no incluye la esperanza no es realista, sino pesimista. Puede que evite la decepción, pero lo hace previendo activamente resultados negativos.

La esperanza es un elemento importante para la supervivencia del paciente de cáncer. Es más, la desesperanza y el desamparo son frecuentes precursores de esta enfermedad. La esperanza que tratamos de enseñar es esencialmente una posición hacia la vida. No es una cuestión de filosofía, sino de supervivencia. Para cada paciente, el proceso de recuperar la salud incluye una redefinición de su propia posición frente a la experiencia de una enfermedad que amenaza su vida que contenga la esperanza.

Otra opinión que suelen expresar los que hablan de falsas esperanzas es que este enfoque adolece de charlatanería. Es cierto que hay algunos enfoques no tradicionales de tratamientos del cáncer que no parecen tener una base científica. De todos modos, no es fácil establecer juicios definitivos sobre su eficacia, pues los que apoyan dichos enfoques pueden informar ocasionalmente de recuperaciones que han tenido lugar como resultado de sus tratamientos.

El caso del Laetril[*] es probablemente uno de los ejemplos recientes más notorios entre las «curas milagrosas» contra el cáncer. Aunque no hay estudios en las revistas médicas de prestigio sobre su efectividad, existen muchos casos de

---

[*] El Laetril es un fármaco cuyo principio activo se extrae del albaricoque y que gozó de gran celebridad a finales de los años sesenta por los muchos casos de recuperación del cáncer atribuidos a su uso. (N. del T.)

pacientes que atribuyen su recuperación al uso del fármaco. El efecto placebo puede ser la explicación de estas recuperaciones, aunque no haya sido demostrado. Incluso si se llegara a demostrar que el Laetril u otros enfoques no tradicionales del tratamiento del cáncer funcionaran por el efecto placebo, sería un descubrimiento muy importante, pues demostraría el grado extraordinario en que *las creencias* pueden afectar materialmente al resultado del tratamiento. En ese caso, más que considerar solo la forma del tratamiento médico, la medicina debería tomar asimismo en consideración la potencia psicológica de las propias creencias.

Al considerar abiertamente las creencias y utilizarlas como refuerzo y apoyo de las defensas naturales del cuerpo y del tratamiento médico, nos situamos en el desarrollo de un enfoque fundamentado en la investigación científica. Seguir ignorando el papel que la mente y las emociones desempeñan en la recuperación, a pesar de las evidencias médicas que existen, sí puede ser considerado como una forma de charlatanería, ya que no toma en consideración técnicas de demostrada eficacia. Por consiguiente, ya no se trata de saber *si* la mente y las emociones influyen en el curso del tratamiento; la cuestión es *cómo* pueden ser dirigidas más efectivamente para apoyar dicho tratamiento.

Cambiar las creencias

Puede que algunos lectores aún tengan dificultades para aceptar las ideas que proponemos. No es sorprendente. A nosotros nos ha llevado años llegar a comprender y aceptar estos conceptos. No tiene importancia. Creencias adquiridas demasiado rápidamente pueden perderse con la misma rapidez, mientras que las que llegan tras un periodo de tiempo tienen más probabilidades de permanecer. Pacientes que han cambiado sus creencias lentamente, a veces incluso a regañadientes, han tenido resultados especialmente buenos con nuestro programa. El tiempo empleado en la consideración y discusión interna les ha permitido integrar sus nuevas creencias en todos los aspectos de su personalidad y comportamiento.

El punto de partida para cambiar las creencias negativas es, simplemente, tomar conciencia del modo en que las creencias afectan a los resultados en muchas áreas de la vida cotidiana. En cuanto empieces a ver cómo funciona para ti el proceso de crear experiencias mediante las creencias, encontrarás más fácil aplicar este concepto a la enfermedad y emplearlo para aumentar la salud.

Comprende que puedes modificar tu actitud. Cuando estés convencido de que es deseable hacerlo, serás capaz de cambiarla. Todos nuestros pacientes, y también nosotros mismos, continúan teniendo dudas o se dan cuenta de que aún conservan vestigios de las viejas creencias. Pero precisamente los elementos más importantes son el esfuerzo para adquirir creencias positivas y el reconocimiento de la posibilidad de cambiar.

Los procesos y técnicas que vamos a describir son medios para reforzar las creencias y para ayudarte a que aprendas a aplicar estas nuevas creencias en tu vida. Te damos la bienvenida a esta exploración con el grado de apertura que más cómodo te parezca. Por el mero hecho de conocer estos procesos e ideas, te darás cuenta de que hay formas alternativas de enfocar la vida y, finalmente, puede que tus creencias comiencen a cambiar.

7

MODELO INTEGRAL DE RECUPERACIÓN DEL CÁNCER

Basándonos en nuestros trabajos y en los de otros colegas investigadores, hemos desarrollado un «modelo mente-cuerpo» para mostrar cómo los estados psicológico y físico trabajan unidos en el desencadenamiento del cáncer. El objetivo de este modelo es tratar de integrar los resultados de un gran número de investigaciones que parecen ir en la misma dirección. Para comprender lo que es un modelo, resulta útil considerar los datos de las investigaciones como si fueran piezas de un rompecabezas. Con pocas piezas, es difícil ver un modelo. No obstante, a medida que se van acumulando más piezas, los modelos comienzan a surgir. Un modelo es un esfuerzo para hacer que las piezas se ajusten a un esquema antes de que todas las piezas estén presentes. Pero, lo mismo que sucede con un rompecabezas sin completar, puedes pensar que sabes cómo se ajustan todas las piezas y, sin embargo, quizás necesites hacer algunos cambios para conseguir que las últimas piezas encajen. Del mismo modo, a veces es preciso ajustar y variar los modelos para incorporar nuevos datos.

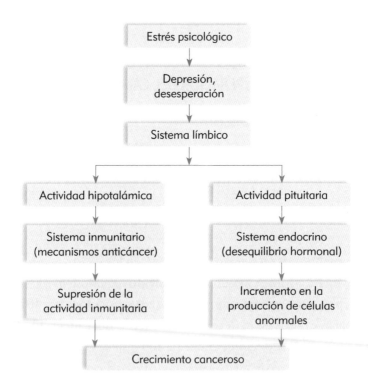

Figura 1. Modelo mente-cuerpo de desarrollo del cáncer

MODELO MENTE-CUERPO DE DESARROLLO DEL CÁNCER

El modelo mente-cuerpo que se muestra en la figura 1 es la pauta que, en nuestra opinión, emerge de las actuales investigaciones sobre las conexiones entre la mente y el cuerpo en el desarrollo del cáncer. A continuación damos una explicación del proceso paso a paso. Queremos anticipar que las futuras investigaciones aclararán e incluso modificarán algunos de sus elementos, pero es el esquema más claro que podemos esbozar con los datos actualmente disponibles.

Estrés psicológico

Como mostramos en los capítulos 4 y 5, hay una evidencia muy considerable de que el estrés predispone a las personas a la enfermedad. Las investigaciones han mostrado que es posible predecir determinadas enfermedades según la cantidad de estrés que haya en las vidas de las personas en los meses anteriores a su desencadenamiento. Nuestras observaciones clínicas confirman este amontonamiento de circunstancias estresantes en las vidas de nuestros pacientes, pero también sugieren la idea de que el efecto de estas circunstancias es mayor cuando amenazan a un rol o a una relación del individuo que sean fundamentales para su identidad, o cuando plantean un problema o situación para los que aparentemente no hay escapatoria. Es más, nuestros estudios y otros apuntan que esas circunstancias críticas han tenido lugar probablemente entre seis y dieciocho meses antes del diagnóstico de la enfermedad.

Depresión, desesperación

Aunque muchas personas pueden experimentar una gran cantidad de estrés durante sus vidas, no es el estrés sino el modo de reaccionar ante él lo que tiene importancia en cuanto a susceptibilidad a la enfermedad. Como ya hemos señalado previamente, todos nosotros hemos aprendido reglas sobre quiénes somos y cómo vamos a actuar, las cuales nos proporcionan los márgenes dentro de los cuales nos enfrentamos a las situaciones que el medio nos presenta. En algunos casos dichas reglas limitan la capacidad de la persona para manejar esas situaciones, de modo que plantean problemas que pueden parecer irresolubles. El resultado puede ser la depresión, la desesperación, la desesperanza y el desamparo... sentimientos todos ellos que, según los informes, suelen preceder al cáncer. Como consecuencia de estos sentimientos, y ya sea a nivel consciente o inconsciente, una enfermedad seria o la muerte pueden parecer soluciones potenciales aceptables.

Sistema límbico

El sistema límbico —también conocido como el cerebro visceral— es esencial para todas las actividades necesarias implicadas en la autoconservación del organismo, como la respuesta de lucha o huida que ya comentamos en el capítulo 4. Por consiguiente, está preparado para procesar el estrés y sus efectos, igual que el resto de los sentimientos y sensaciones del cuerpo. El sistema límbico, por consiguiente, procesa los sentimientos de depresión y desesperación experimentados por el individuo.

Actividad hipotalámica

El camino principal por el que el sistema límbico influye en el cuerpo es una pequeña parte del cerebro llamada hipotálamo. Los mensajes que el hipotálamo recibe del sistema límbico son transferidos por dos importantes conductos: en primer lugar, parte del hipotálamo —la parte que mejor responde al estrés emocional humano— participa en el control del sistema inmunitario; en segundo lugar, el hipotálamo juega un papel determinante en la regulación de la actividad de la glándula pituitaria, que a su vez modula la respuesta del sistema endocrino mediante su complejo surtido de funciones de control hormonal en todo el cuerpo.

Sistema inmunitario

El sistema inmunitario –las defensas naturales del cuerpo– está preparado para contener y destruir cualquier célula cancerosa de las que aparecen de vez en cuando en nuestro cuerpo. Su supresión, por tanto, puede provocar el crecimiento canceroso. En este modelo mente-cuerpo, el estrés emocional, por mediación del sistema límbico y a través del hipotálamo, provoca una supresión del sistema inmunitario, lo cual deja al cuerpo a merced del desarrollo del cáncer.

Actividad pituitaria/sistema endocrino

Para complicar las cosas, la evidencia sugiere que el hipotálamo, como respuesta al estrés, desencadena una actividad pituitaria tan intensa que cambia –por mediación del sistema endocrino– el equilibrio hormonal del cuerpo. Esto es particularmente significativo porque, como ya se ha mostrado, el desequilibrio de las hormonas adrenales crea una mayor susceptibilidad a las sustancias cancerígenas.

Incremento en la producción de células anormales

El resultado de ese desequilibrio hormonal puede ser un incremento en la producción de células anormales en el cuerpo y un debilitamiento de la capacidad del sistema inmunitario para combatir dichas células.

Crecimiento canceroso

Estos cambios fisiológicos en sucesión suponen las condiciones óptimas para el desarrollo del cáncer. Esto es, al mismo tiempo que las defensas del organismo contra los intrusos están bajas, se produce un aumento en la producción de células anormales. El resultado puede ser una enfermedad peligrosa.

Invirtiendo el ciclo: modelo mente-cuerpo de recuperación

Nuestro propósito al escribir este libro es mostrar que el ciclo del cáncer puede ser invertido. Los caminos por los que los sentimientos pueden llegar a producir las condiciones fisiológicas más favorables para el crecimiento canceroso pueden ser asimismo utilizados para restaurar la salud. La figura 2 resume cómo la mente y el cuerpo pueden interactuar para crear salud. La explicación comienza de nuevo en el dominio psicológico.

Intervención psicológica

El primer paso hacia la recuperación consiste en ayudar a los pacientes de cáncer en el fortalecimiento de sus creencias sobre la efectividad del tratamiento y sobre la potencia de sus defensas naturales. En ese punto pueden aprender a enfrentarse con mayor eficacia a sus situaciones vitales. Es especialmente importante que haya un cambio tanto en la percepción que los pacientes tienen de sí mismos —de modo que crean que pueden resolver cualquier problema que la vida les haya presentado antes del desencadenamiento del cáncer— como en la percepción de sus problemas —de modo que crean que pueden resolverlos más eficazmente.

Esperanza, anticipación

Las creencias de los pacientes en sus posibilidades de recuperación, unidas con sus nuevas posiciones acerca de los problemas con los que se enfrentan, suponen un enfoque de la vida que incluye esperanza y anticipación.

Sistema límbico

Los nuevos sentimientos de esperanza y anticipación son procesados por el sistema límbico, del mismo modo que eran procesados los antiguos sentimientos de desesperanza y desesperación.

Actividad hipotalámica

Una vez que estos sentimientos han sido procesados por el sistema límbico, este envía mensajes al hipotálamo reflejando el nuevo estado emocional, estado que incluye un mayor deseo de vivir. El hipotálamo envía a su vez mensajes a la pituitaria que reflejan el nuevo estado emocional.

Sistema inmunitario

El hipotálamo asimismo anula la supresión del sistema inmunitario, de modo que las defensas del organismo vuelvan a movilizarse contra las células anormales.

Actividad pituitaria/sistema endocrino

La glándula pituitaria, que forma parte del sistema endocrino, tras recibir los mensajes del hipotálamo, envía mensajes al resto del sistema, restaurando el equilibrio hormonal del organismo.

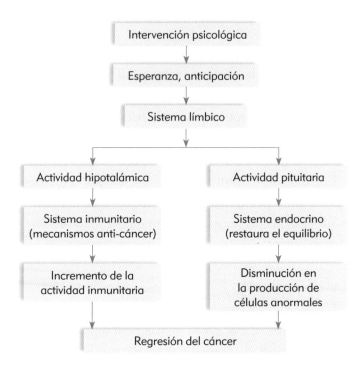

Figura 2. Modelo mente-cuerpo de recuperación de la salud

Disminución de células anormales

Al recuperar el equilibrio hormonal, el organismo deja de producir grandes cantidades de células anormales, permitiendo que tanto el tratamiento como las revitalizadas defensas naturales del cuerpo puedan enfrentarse a las células que aún queden.

Regresión del cáncer

El funcionamiento normal del sistema inmunitario y la menor producción de células anormales crean las condiciones óptimas para la regresión del cáncer. Las células

anormales restantes pueden ser destruidas bien por el tratamiento o bien por las defensas del organismo.

Como ya hemos indicado, los pacientes que han participado en su propia recuperación suelen tener una fuerza
psicológica mayor que la que tenían antes de la enfermedad.
Como consecuencia del proceso de enfrentarse con una enfermedad que amenaza la vida, de confrontar las salidas básicas y de tomar conciencia del poder de influir en la salud,
salen de él no solo con una salud renovada, sino con un sentimiento de poder y control sobre la vida que muchos no habían experimentado nunca antes de la enfermedad.

Recuperación del cáncer: tratamiento del cuerpo y de la mente

Nuestra descripción de la regresión del cáncer señala
dos caminos para la recuperación: un incremento de la actividad inmunitaria y una disminución de células anormales. Naturalmente las condiciones idóneas se darían si ambos procesos ocurrieran de forma simultánea. El objetivo del
tratamiento médico ha sido fundamentalmente la reducción
de células anormales con radiaciones o quimioterapia. La cirugía es asimismo un esfuerzo directo para eliminar todas las
células anormales del cuerpo.

Sin embargo, solo la inmunoterapia se dirige al incremento de la actividad inmunitaria. Su objetivo es potenciar
el sistema inmunitario del paciente mediante la introducción
de sustancias potencialmente estimulantes, como bacterias o
células cancerosas modificadas. Cuando el sistema inmunitario ataca a esas sustancias, también ataca a las células cancerosas. Aunque la inmunoterapia se encuentra aún en un estado relativamente poco refinado, en el futuro podría llegar a

ser el mejor método de tratamiento porque refuerza el modo de funcionamiento natural del organismo.

Por consiguiente, volviendo al momento presente, si la intervención psicológica es capaz de invertir el ciclo del crecimiento canceroso, eso significaría que el funcionamiento natural del cuerpo puede contribuir tanto a aumentar la actividad inmunitaria como a disminuir la producción de células anormales, mientras que el tratamiento médico convencional sirve como aliado para destruir las células anormales existentes.

En lo que nos queda del libro describiremos los procesos psicológicos desarrollados por nosotros para dirigir los estados mentales y emocionales hacia la salud.

Segunda parte

CAMINOS A LA SALUD

8

EL PROGRAMA: MODO DE FUNCIONAMIENTO

Los siete capítulos anteriores eran una revisión de la base teórica de nuestro enfoque del tratamiento del cáncer. El resto del libro está dedicado a ver cómo esta teoría se pone en práctica. Queremos presentarte los procesos que empleamos con nuestros pacientes en nuestro centro de Fort Worth. Tanto si tienes cáncer, como si eres amigo o familiar de un paciente de cáncer, como si te guía tan solo el interés profesional, al participar en las actividades que describimos en los próximos once capítulos, aprenderás a pensar de un modo diferente sobre la enfermedad y sobre cómo puedes influir en su curso.

Como vamos a hacer énfasis en los procesos psicológicos que empleamos en nuestro enfoque, puede parecer que descuidamos o excluimos el tratamiento físico. No es, en modo alguno, nuestra intención. Creemos que la medicina ha realizado formidables avances en el desarrollo y refinamiento de las terapias al dedicarse al tratamiento de los síntomas físicos. Nosotros animamos a todos los pacientes de cáncer a que se sometan al mejor tratamiento posible a cargo de un médico o de un equipo que sientan que los cuidan.

La segunda parte de esta frase —«de un médico o de un equipo que sientan que los cuidan»— es muy importante: creemos que se producen interferencias en la terapia si los pacientes sienten que están siendo tratados impersonalmente. En esas condiciones, los animamos a que traten de modificar la relación existente y, en caso de que eso no funcione, a que busquen un nuevo médico o equipo. Es importante que los pacientes consideren el tratamiento como un aliado, como un amigo, y que sean conscientes del esfuerzo y la pericia que han sido necesarios para desarrollar las terapias médicas de que hoy disponemos.

Nos importa especialmente que los pacientes no decidan sustituir el tratamiento médico adecuado por las técnicas aquí descritas. Rechazar el tratamiento médico chocaría frontalmente con nuestras creencias culturales sobre la naturaleza física de la enfermedad y sobre la escasa importancia de la mente y las emociones en la salud. Pocas personas pueden dar la espalda con éxito a décadas de acondicionamiento y sustituirlas por unas ideas recién descubiertas sobre su capacidad de influir en sus enfermedades.

Para nuestros pacientes, por consiguiente, es igualmente probable que si interrumpieran sus terapias físicas, desoyendo las recomendaciones de sus médicos, nunca pensarían que habían adoptado la postura correcta. No hay razón alguna para desafiar la sabiduría acumulada de la comunidad médica. Por tanto, debemos señalar una vez más la importancia de llevar a cabo tanto el tratamiento físico como el emocional.

Visión general de los caminos a la salud

Vamos a resumir brevemente los procesos que pueden ayudarte en la recuperación y el mantenimiento de la salud. Estas técnicas constituyen un acercamiento integral al tratamiento del cáncer, trabajando con los síntomas físicos del individuo, con su orientación emocional y con sus creencias, tanto sobre su capacidad de recuperación como sobre su habilidad para resolver sus problemas emocionales. Las intervenciones están pensadas para llegar a todas las partes del sistema y restaurar el equilibrio físico, mental y emocional de modo que la persona en su totalidad recupere la salud.

Capítulo 9: Participar en la salud

Ya que todo el mundo participa en su enfermedad o en su salud, el primer paso consiste en ayudar a los pacientes a identificar cómo tomaron parte en el desencadenamiento de su enfermedad. Este proceso consiste en pedirles que identifiquen los cambios más importantes que experimentaron en sus vidas entre seis y dieciocho meses antes del diagnóstico. Esta lista de cambios se utiliza como base para discutir qué formas puede haber tomado la participación del paciente. Algunas personas pueden haber participado creando o permitiendo circunstancias estresantes excesivas en sus vidas o negándose a reconocer sus límites emocionales. Otras pueden haber subordinado sus necesidades a las de los demás sin dejar tiempo ni energía para sí mismas. Otras, en fin, pueden haber reaccionado frente al estrés con sentimientos de desamparo o desesperanza.

El objetivo de este examen no es culpabilizar, sino identificar pautas de comportamiento que se deben cambiar para vivir una vida más rica y saludable. Al tomar conciencia de las circunstancias estresantes de la vida y encontrar modos más eficaces de enfrentarse con ellas, se liberan energías para combatir la enfermedad y vivir más plenamente.

Capítulo 10: «Beneficios» de la enfermedad

Vivimos en una cultura que sobrevalora el trabajo duro y que basa la autoestima en la productividad. También desaconseja la expresión de las emociones, particularmente de la tristeza, el dolor, la ira y la hostilidad. En esta sociedad orientada hacia el triunfo, y donde se desalienta a los individuos a que cuiden emocionalmente de sí mismos, la enfermedad puede cumplir una misión muy importante.

Cuando a una persona se le ha diagnosticado una enfermedad de consideración, se acepta que haya emoción. El paciente, quizás por primera vez en su vida, se puede dar permiso para hacer muchas cosas que no haría si estuviera sano, como, por ejemplo, pedir ayuda o amor, y expresar su infelicidad. Además, la enfermedad puede proporcionarle razones aceptables para no hacer determinadas cosas frente a las que reaccionaba con un estrés constante.

El objetivo de este capítulo es ayudar a los pacientes a identificar algunos de los beneficios de su enfermedad y a encontrar formas para obtener y mantener dichos beneficios emocionales a medida que se recuperan.

Capítulo 11: Aprender a relajarse y a visualizar la recuperación

La relajación y la visualización son excelentes instrumentos para crear y reforzar las creencias de los pacientes en su capacidad de recuperarse del cáncer. En la primera parte de este capítulo, presentamos una técnica específica de relajación diseñada para romper el ciclo de tensión y miedo tan frecuente entre los pacientes de cáncer. Además de relajar sus cuerpos, muchos descubren que sus perspectivas psicológicas cambian cuando son capaces de relajarse, lo que les permite enfrentarse de un modo más efectivo a la vida y a la enfermedad. Es más, como la técnica de relajación reduce la tensión y las distracciones, prepara a los pacientes para el proceso de visualización que presentamos en la segunda parte de este capítulo.

Desde abril de 1971, en que empezamos a usar la visualización con un paciente, ha sido uno de los elementos fundamentales de nuestro enfoque. No es solo que el proceso de manejo de imágenes mentales cree cambios positivos en la expectación, sino que además constituye un medio para el descubrimiento de uno mismo en otros muchos aspectos de la vida. En este capítulo damos instrucciones detalladas para el proceso de relajación-visualización, con el fin de que puedas aprender a visualizar la recuperación del cáncer y de otras enfermedades.

Capítulo 12: Valor de las imágenes mentales positivas

Examinaremos los símbolos contenidos en las imágenes como clave para identificar las creencias que pueden aparecer en el camino de la recuperación. Analizaremos ejemplos de las experiencias de nuestros pacientes y te enseñaremos a crear mejores imágenes para combatir la enfermedad.

Capítulo 13: Superar el resentimiento

En parte, el estrés y la tensión experimentados por muchos pacientes pueden ser debidos a una dificultad para expresar sentimientos negativos, como ira o resentimiento. El mantenimiento de un sentimiento negativo reproduce el ciclo de estrés y tensión e inhibe la recuperación. Pero obviamente no basta con decirles a las personas que «deberían» liberarse del resentimiento. En vez de esto, enseñamos a nuestros pacientes un proceso específico para liberarse del pasado... para poner punto final a relaciones pretéritas y superar el resentimiento.

Capítulo 14: Crear el futuro: establecimiento de metas

Al recibir un diagnóstico de cáncer, hay una cierta tendencia a comenzar a vivir en modo condicional. Frecuentemente, la gente se aparta de sus relaciones o rehúsa hacer planes. Esto no solo establece la expectación negativa de la muerte en lugar de la de recuperación, sino que disminuye de un modo muy significativo la calidad de vida. Las metas son muy importantes para mantener una alta calidad de vida. El deseo de vivir se refuerza incluso cuando la vida está amenazada, si se busca placer y significación.

Ayudamos a nuestros pacientes a que establezcan metas para dentro de tres, seis y doce meses, como declaración de que hay cosas que quieren hacer y afirmación de que creen que van a vivir el tiempo necesario para llevarlas a cabo. Al establecer metas, también solemos identificar otros terrenos en los que el paciente necesita actuar: ¿hay una tendencia a las metas orientadas exclusivamente al deber sin contrapesarlas con otras orientadas al placer?; ¿no provocarán esas metas —al ponerse en marcha— la misma respuesta de estrés que la que hubo antes de la enfermedad? Además, enseñamos a los pacientes técnicas específicas para reforzar su expectación de que pueden alcanzar sus metas.

Capítulo 15: Encontrar el propio guía interno para la salud

Este proceso consiste es una visualización en que las personas sienten que se comunican con un «guía interno». A veces el guía es un hombre o una mujer «sabios» que sirven como imagen de alguna zona oculta de la personalidad. En algunos casos, los pacientes han descubierto que podían utilizar a su guía como vínculo de unión con su inconsciente, obteniendo así importante información sobre sus propias actividades físicas y psicológicas.

Capítulo 16: Controlar el dolor

Aunque no comprendemos bien los mecanismos del dolor, hay varios procesos psicológicos para enfrentarse con él. Nuestro acercamiento al control del dolor consiste en utilizarlo como un instrumento de *biofeedback*. El dolor, o su ausencia, se convierten en un mensaje del cuerpo sobre las diferentes actividades en las que puede estar implicado el paciente, o sobre los pensamientos y problemas que le ocupen. También hemos descubierto que el dolor se encuentra íntimamente unido con el miedo, por lo que las actividades que se presentan en otros capítulos para identificar y superar el miedo suelen suponer una reducción del dolor.

Capítulo 17: Ejercicio

Comenzamos a dar más importancia al ejercicio cuando observamos que la mayor parte de nuestros pacientes con recuperaciones espectaculares del cáncer eran personas físicamente muy activas. Como la actividad física parece ser un modo de liberar el estrés y las tensiones acumuladas, es un método efectivo para cambiar el propio estado de ánimo. Como consecuencia, hemos desarrollado un programa de ejercicio físico que recomendamos a nuestros pacientes. Creemos que un ejercicio regular (y una dieta adecuada) les proporciona un camino para que participen en la recuperación de su salud.

Capítulo 18: Enfrentarse a los miedos a la recaída y a la muerte

La muerte es un tema muy temible en nuestra cultura porque no suele ser discutido, examinado o comprendido. La recurrencia de la enfermedad es también un miedo significativo en las mentes de los pacientes de cáncer. Los sentimientos que se suprimen constantemente se hacen mayores y más poderosos, de modo que el miedo a la recaída y a la muerte puede llegar a ser abrumador. Además, los pacientes se sienten a veces muy distanciados de sus familias por no poder discutir abiertamente sus preocupaciones.

En este capítulo guiamos a los pacientes a través de un proceso psicológico que les ayuda a clarificar sus sentimientos sobre estos temas y los anima a examinar sus actitudes hacia la recaída y sus creencias sobre qué les sucederá físicamente cuando estén cerca de la muerte. El objetivo de enfrentarse abiertamente con la posibilidad de la muerte es sacarla del dominio de los temas prohibidos y clarificar las creencias. Las creencias inconscientes pueden influir en el modo de vida de las personas, por lo que, al examinar las propias actitudes, es posible mejorar la calidad de vida.

Capítulo 19: Familia contra enfermedad

Este capítulo se concentra en ayudar a la familia del paciente de cáncer a comprender sus propios sentimientos sobre cómo hacer frente a una enfermedad amenazadora y a aceptar los del ser querido y ser tolerantes con ellos. Sugiere modos para conseguir una comunicación abierta y crear el ambiente cariñoso y de apoyo que mejore la calidad de vida y potencie la recuperación de la salud.

Modo de funcionamiento del programa

Los procesos descritos proporcionan una buena variedad de caminos hacia la salud. Pero ya que suelen ser utilizados bajo nuestra dirección, hemos añadido una sección que esboza un sencillo programa de seis semanas para su ejecución, de modo que los lectores que lo deseen puedan empezar a practicar estas técnicas en cuanto que hayan terminado de leer la segunda parte de este libro.

En primer lugar, sin embargo, permítenos hacerte dos sugerencias fundamentales: no dejes de recibir los cuidados médicos necesarios mientras sigues este programa, que está concebido como *complemento de tu tratamiento médico*, y no como alternativa a él; y si conoces a personas que puedan darte el apoyo psicológico que necesitas, ponte enseguida en contacto con ellas. Su ayuda puede ser muy útil para poner este programa en práctica. Como cualquier enfermedad es una señal de que algo falla en la unidad del cuerpo, la mente y las emociones, recomendamos estos ejercicios para cualquier tipo de enfermedad... desde catarros y migrañas hasta el cáncer. Tanto si tienes cáncer como si no, te darás cuenta del valor de recorrer estos caminos con nosotros.

Primera semana

1. **LECTURAS.** Cuando termines de leer este libro, te recomendamos que comiences un programa de lectura de libros y artículos que te expliquen la interrelación entre el cuerpo, la mente y las emociones. Solemos entregar a cada uno de nuestros pacientes una copia del libro del doctor Arnold Hutschneker *La voluntad de vivir* (Madrid, Los Libros del Comienzo, 1999) porque lo vemos especialmente útil.

2. **VISUALIZACIÓN.** Comienza un programa regular de visualización (capítulos 11 y 12) tres veces al día. Si dispones de una grabación, puedes utilizarla todas las veces durante la primera semana, después una vez cada dos durante la segunda semana y solamente una vez al día la tercera semana. Durante las ocasiones particularmente llenas de estrés, si el proceso de visualización te parece difícil, emplea la grabación para reforzar el proceso.

Segunda semana

1. **VISUALIZACIÓN.** Continúa los ejercicios de relajación y visualización tres veces al día.

2. **SITUACIONES DE ESTRÉS ANTERIORES A LA ENFERMEDAD.** Completa el ejercicio del capítulo 9 para identificar las situaciones de estrés en tu vida entre seis y dieciocho meses antes del desencadenamiento de la enfermedad. Utiliza este ejercicio como punto de partida para explorar tu participación en el desencadenamiento de la enfermedad.

3. **«BENEFICIOS» DE LA ENFERMEDAD.** Completa el ejercicio del capítulo 10 para identificar los «beneficios» que

recibes de tu enfermedad. Este ejercicio es el punto de partida para explorar tu decisión de recuperación.

Tercera semana

1. **Relajación y visualización.** Continúa los ejercicios de relajación y visualización tres veces al día.
2. **Ejercicio físico.** Comienza un programa de una hora de ejercicio (apropiado a tu condición física) tres veces por semana.
3. **Terapia psicológica.** Encuentra a alguien –sacerdote, consejero o psicoterapeuta– con quien puedas charlar sobre tus experiencias y sentimientos a medida que realizas el programa. Es importante que esta persona comprenda los conceptos expuestos en este libro y que creas que le importa si te recuperas.

Cuarta semana

1. **Relajación y visualización.** Continúa los ejercicios de relajación y visualización tres veces al día.
2. **Ejercicio físico.** Sigue con el programa de ejercicio físico de una hora tres veces a la semana.
3. **Visualización de recaída y muerte.** Busca a alguien que te oriente en el ejercicio de visualización de recaída y muerte del capítulo 18. Te servirá para enfrentarte a tus sentimientos sobre la muerte y a reducir el miedo.
4. **Superar el resentimiento.** Emplea el ejercicio descrito en el capítulo 13 cuando te des cuenta de que empiezas a experimentar sentimientos enfermizos hacia alguien. Es cierto que no resulta fácil visualizar a alguien hacia quien sientes hostilidad recibiendo cosas buenas, pero

al practicar este ejercicio puedes tomar conciencia de tus respuestas para mejorar tus perspectivas.

Quinta semana

1. **RELAJACIÓN Y VISUALIZACIÓN.** Continúa los ejercicios de relajación y visualización tres veces al día.

2. **EJERCICIO FÍSICO.** Sigue con el programa de ejercicio físico de una hora tres veces a la semana.

3. **EJERCICIO DE VISUALIZACIÓN DE RECAÍDA Y MUERTE.** Repite el ejercicio para observar si quedan aspectos emocionales que necesiten ser resueltos.

4. **ESTABLECIMIENTO DE METAS.** Establece tres objetivos para dentro de tres meses, de seis meses y de un año, como se describe en el capítulo 14. Después comienza a incorporar esas metas a tus ejercicios de visualización, visualizándote a ti mismo alcanzando esos objetivos y explorando los problemas que preveas que pueden surgir al alcanzarlos.

Sexta semana

1. **RELAJACIÓN Y VISUALIZACIÓN.** Continúa los ejercicios de relajación y visualización tres veces al día.

2. **EJERCICIO FÍSICO.** Sigue con el programa de ejercicio físico de una hora tres veces a la semana.

3. **GUÍA INTERNO.** Ten a alguien que te oriente durante el ejercicio de visualización del guía interno descrito en el capítulo 15. Si sientes que haces «contacto» con ese guía interno para la salud, el diálogo interior puede llegar a ser una de las partes constituyentes de tu programa de elaboración de imágenes mentales.

Después de seis semanas

Cuando llegues a este punto, ya habrás integrado muchos de estos procesos en tu vida cotidiana. Continúa realizando indefinidamente los ejercicios de relajación y visualización. Si llegas al punto en que no muestras signo alguno de cáncer, puedes comenzar a cambiar tus imágenes mentales para que realicen una función de «vigilancia» –visualizando los leucocitos patrullando por el cuerpo y destruyendo cualquier eventual célula anormal– y continúa visualizándote sano y libre de enfermedad. A medida que vayas recuperando la salud, el tiempo total que dediques a visualizar la salud puede ser compartido con el trabajo sobre las metas o sobre la superación de los resentimientos, o con diálogos con tu guía interno.

Establecer metas y trabajar para conseguirlas es el proceso siguiente. Naturalmente, tus objetivos pueden variar a medida que mejore tu salud, así que cámbialos cuando lo desees. Lo importante es que sepas lo que quieres y que trabajes para conseguirlo.

También te recomendamos que continúes indefinidamente el programa de ejercicio. A medida que te encuentres más sano, desearás aumentar el nivel del ejercicio físico hasta que camines, corras o practiques cualquier otro ejercicio vigoroso durante una hora tres veces a la semana.

El valor de este programa viene del hecho de *realizarlo*, por lo que te animamos a que sigas un esquema similar al que describimos. A medida que comiences a ver las mejorías en tu salud y en tu modo de ver la vida, tendrás los incentivos necesarios para hacer que estas actividades formen parte integrante de tu vida. Seguir este programa supone afirmar que crees que puedes influir en tu salud.

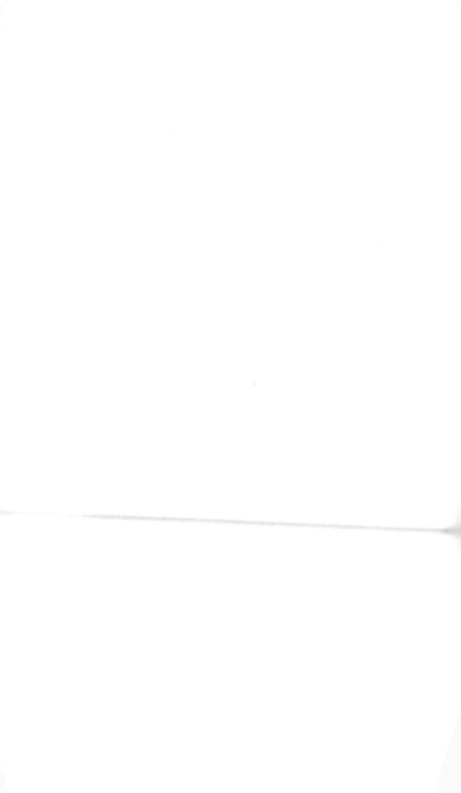

9

PARTICIPAR EN LA SALUD

El doctor Elmer Green, pionero en el campo del *biofeed-back*, dijo en una ocasión que cuando alguien desea influir en su salud, es muy importante que tenga en cuenta los pensamientos, actitudes y comportamientos implicados tanto en el proceso de enfermar como en el de sanar. Cuando las personas tienen información –o retroalimentación– sobre la enfermedad y sobre la salud, pueden participar de un modo más consciente en su recuperación.

La información sobre los propios pensamientos y sentimientos cuando la salud comienza a deteriorarse puede ser extraordinariamente válida. El cuerpo está construido con delicados mecanismos homeostáticos cuyo objetivo es mantenerle sano y libre de enfermedades; cuando estos mecanismos se dañan y aparece la enfermedad, debemos ocuparnos de nuestros procesos pensantes y de nuestros comportamientos. Cuando nuestro cuerpo se dirige hacia la enfermedad, esto puede estar indicando que los mecanismos que solemos emplear para manejar el estrés no son efectivos.

Si te detienes un momento y piensas en el pasado, probablemente te des cuenta de cuántos pequeños achaques en tu vida —como catarros o migrañas— tuvieron lugar cuando estabas cansado, fatigado o sometido a algún tipo de tensión. Quizás hayas dicho muchas veces que te has resfriado porque estabas en un «momento bajo»; probablemente no te referías solo a la fatiga física, sino también al cansancio emocional, a la falta de vigor y de entusiasmo. En esos momentos, la vida parece rutinaria y falta de interés.

Igualmente se ha observado que las afecciones graves, como ataques al corazón y úlceras, suelen venir precedidas de periodos de trabajo excesivo, de tensión, de forzar demasiado la marcha. Suelen tener lugar cuando el cuerpo ha alcanzado su límite superior y no puede más, y se han ignorado las señales de alarma que había enviado. Todo el que tiene una úlcera sabe que esta actúa como mecanismo de retroalimentación de la sobrecarga emocional y como índice del «estado del organismo», porque el dolor de la úlcera se presenta con mayor frecuencia cuando se está tenso o ansioso. Un amigo médico solía decir que en cierto modo lamentaba haberse operado de una úlcera porque sin sus avisos, ya no sabía si estaba demasiado tenso, y le preocupaban los demás efectos que la tensión podría provocar en su cuerpo.

Todos nosotros participamos en el proceso de enfermar a través de una combinación de factores mentales, físicos y emocionales. Quizás hayas descuidado una dieta razonable, el ejercicio o el descanso. Quizás hayas estado muy tenso o ansioso durante un largo periodo de tiempo sin haber tenido ocasión de descansar y relajarte. Quizás hayas mantenido unas cargas de trabajo excesivas o te hayas dedicado tanto a satisfacer las necesidades de los demás que hayas ignorado las propias. Quizás hayas mantenido actitudes y creencias que te hayan impedido disfrutar de experiencias emocionales satisfactorias. En resumen, quizás no hayas sido capaz de reconocer tus limitaciones físicas y emocionales.

Desde el momento en que ignoramos estas necesidades legítimas, estamos participando en la enfermedad. Cuando ignoramos las exigencias del cuerpo y la mente en lo que se refiere a relajación, descanso, ejercicio, expresión de las emociones y significado de la vida, el cuerpo puede comunicar el fracaso de esta falta de atención enfermando.

John Browning: un caso real

El caso de John Browning demuestra cómo se puede participar tanto en el desencadenamiento como en la recuperación de la enfermedad. Este caso es revelador porque sugiere la existencia de conexiones específicas entre el estrés emocional y el cáncer.

John es un científico brillante que trabaja en una empresa de investigaciones mundialmente conocida. Cuando se le desencadenó el cáncer de páncreas, tenía cincuenta años. Se le dieron unas expectativas de vida de seis a nueve meses. Profesionalmente había sido siempre un triunfador, pero cuando se acercaba a los cincuenta, comenzó a ser consciente de que nunca alcanzaría muchos de sus sueños infantiles.

Aunque su trabajo profesional era considerablemente reconocido, no lo había sido al nivel que él había esperado. Estaba experimentando la crisis de la madurez.

Además, en los meses anteriores al desencadenamiento del cáncer, su hijo se marchó a la universidad. Casi todos los fines de semana durante muchos años, John había acudido con su hijo a competiciones deportivas. Estaba muy orgulloso de la capacidad deportiva de su hijo. Cuando este se marchó, John dejó de acudir a esos acontecimientos. Estaba claro que una era había acabado.

El final de este periodo vino asimismo marcado por nuevas fricciones entre John y su mujer. Ella nunca había sido amante de los deportes, y no había participado en las actividades atléticas familiares. En lugar de eso, se había dedicado a actividades de su club, de su iglesia y similares. Como John ya no pasaba todos los fines de semana con su hijo, se vieron obligados a estar juntos como no lo habían estado desde hacía mucho tiempo y tuvieron que desarrollar nuevas pautas de comunicación y buscar intereses comunes.

Otro de los pesares de John era que unos años antes había abandonado su puesto en una universidad para trabajar en su empresa actual. Se había visto motivado por el dinero adicional que ganaría y que le permitiría pagar la educación universitaria de su hijo. Pero aunque su sueldo era sustancialmente superior, echaba de menos a los alumnos, a los que podía guiar y enseñar.

Una de las grandes satisfacciones de su trabajo actual era que había podido realizar un buen número de avances significativos en la investigación por haber unido a un grupo de científicos y haber conseguido que formaran un equipo excepcionalmente creativo. Sus supervisores habían valorado tanto su actuación que le encargaron otro proyecto más importante como recompensa. Pero a John el nuevo proyecto le pareció más un castigo que una recompensa, porque significaba que tenía que abandonar a su equipo. Además, como muchos de nuestros pacientes, John tenía una gran dificultad para expresar sus sentimientos, y nunca manifestó a sus superiores su opinión sobre su nueva misión.

Esta incapacidad para mostrar sus sentimientos se puso de manifiesto después de que comenzara la terapia con nosotros. Nos comentó que solía rezar con frecuencia, pero pronto nos confesó que nunca había rezado por su propia salud. John creía que no era adecuado pedir algo para él mismo en sus oraciones. Esta actitud provenía de su infancia. Su madre era, según sus palabras, «una persona muy piadosa y sacrificada». John veía a su padre, al contrario, como una «persona egoísta» que acumulaba el dinero y solo lo gastaba en sí mismo. Él adoptó la actitud sacrificada de su madre, aunque siempre creyó que había heredado los rasgos egoístas de su padre.

Pero igual que rechazaba el comportamiento aparentemente inmaduro y egoísta de su padre, lo sobrecompensaba con su miedo a ser de esa manera. Esto le suponía dificultades para comunicar sus necesidades y sus sentimientos a los demás, para dotar a su vida de significado al hacerse responsable de los demás y para continuar con sus actividades placenteras cuando no las compartía con su hijo. En resumen, John se sentía obligado a poner las necesidades de cualquiera por encima de las propias, por lo que cuando su hijo se fue a la universidad, cuando fue separado de su equipo de trabajo, cuando se dio cuenta de que sus sueños profesionales no se habían realizado, sus reglas personales eran tan estrictas que no podía ver cómo satisfacer sus necesidades. Como consecuencia se sintió extremadamente deprimido.

Cambiar las creencias

El primer paso que tuvo que dar John —y que debe dar cualquiera que desee recuperar la salud— consistió en identificar las actitudes y creencias que le encerraban en un comportamiento de víctima sin esperanzas. La realidad psicológica es que si se mantenía fiel a la creencia de que las necesidades de los demás tenían siempre preferencia, se vería sin duda impotente para satisfacer sus propias necesidades emocionales. Obviamente, esta creencia tenía que cambiar.

Trabajamos con John para ayudarle a reconocer las facetas de sí mismo que estaba ignorando, y también para ayudarle a cambiar su percepción en otras áreas de su vida. Como resultado de estos esfuerzos, reexaminó su situación laboral y llegó a comprender que sus superiores, de hecho, habían tratado de recompensarle al asignarle su nueva misión y no tenían la menor idea de su decepción. Le instamos —como instamos a todo el mundo— a que considerara con mayor seriedad sus respuestas emocionales a la vida.

También trabajamos con su sentimiento de fracaso por no haber realizado sus primeros sueños. Como muchos hombres ambiciosos, John había canalizado su energía hacia el desarrollo, en primer lugar, de las partes de sí mismo relacionadas con el trabajo. En el momento actual, puesto que los sueños ya no podían ser alcanzados, le instamos a que se diera permiso para explorar otros campos o que desarrollara otras partes de sí mismo que habían permanecido «en barbecho». Finalmente, trabajamos con él sobre lo que sentía como la pérdida de su hijo, señalándole hasta qué punto había invertido una parte muy grande de su felicidad en alguien que no era él mismo, y le ayudamos a comprender que tenía una oportunidad de renovar su relación con su mujer.

Nada de lo dicho significa una crítica a John; muchos de nosotros hemos pasado por situaciones similares y hemos reaccionado de forma similar. La dificultad estriba en que las creencias que John adoptó cuando era niño como respuesta al conflicto entre sus padres estaban bloqueando los modos alternativos de respuesta a las inevitables decepciones de la vida. Lo importante es saber que *hay* alternativas. Siempre que las personas se sienten encajonadas y atrapadas, es porque se encuentran limitadas por sus propias creencias y por sus modos habituales de respuesta.

Bob Gilley: un caso real

A veces los cambios de la vida que preceden a una enfermedad son los que normalmente se denominan cambios positivos. Bob Gilley, que tenía treinta y nueve años cuando recibió su diagnóstico de cáncer, es un buen ejemplo de lo individual que es la naturaleza de la respuesta de una persona al estrés. Cuando Stephanie comenzó a trabajar con él para explorar su participación emocional en su enfermedad, llegó a la conclusión tras la primera entrevista de que quizás nuestras teorías no tendrían validez con él.

En un primer examen, la vida de Bob parecía ser el modelo de ejecutivo joven, dinámico y triunfador. Tenía su propia empresa y gozaba de prestigio nacional dentro de su profesión —incluso había recibido un premio por haber mantenido los mayores niveles de producción en su especialidad durante diez años—. Aunque en el pasado había tenido dificultades profesionales con anteriores socios, había constituido hacía ya algunos años una nueva sociedad que parecía ideal.

Bob nos comentó que al comienzo de su matrimonio él y su mujer habían atravesado por bastantes problemas, especialmente porque él estaba luchando para conseguir el éxito. A medida que su carrera se iba haciendo más triunfante, sin embargo, su matrimonio parecía mejorar, al menos superficialmente. Además, Bob y su mujer habían tomado hacía ya algunos años la decisión de adoptar niños. Poco antes de su diagnóstico, habían completado los trámites de adopción de su segundo hijo. Según todas las apariencias externas, Bob parecía haber alcanzado la cúspide y debería ahora recoger los frutos de tantos años de lucha.

Una de las primeras claves que nos indicaron que no era todo como parecía fue una observación que hizo en la entrevista inicial. Dijo que algo que podía recordar del año anterior a su enfermedad era un sentimiento generalizado que estaba perfectamente definido por la canción de Peggy Lee *Is that all there is?* (*¿Es esto todo lo que hay?*). Para un hombre que ha aprendido que la prueba de su talento y de su virilidad residía en vencer dificultades, haber alcanzado con treinta y nueve años la mayor parte de sus objetivos y ambiciones en la vida le dejaba a la deriva. Para alguien que no había aprendido a disfrutar de los momentos pacíficos de la vida, la ausencia del tumulto y de la lucha era vivida como una pérdida.

En el plazo de un año, a Bob se le diagnosticó un cáncer avanzado y esto supuso, una vez más, un desafío y una batalla que había que ganar. En los meses y años transcurridos desde el diagnóstico, una gran parte de su trabajo emocional y de exploración ha consistido en aprender a disfrutar de los frutos de sus esfuerzos y en aceptarse tal como es, en vez de necesitar demostrar constantemente su valía al superar un obstáculo o al aceptar cualquier desafío.

Cómo interpretamos el significado de los acontecimientos

No es difícil ver cómo los demás dotan de significado a los acontecimientos de sus vidas (aunque no es tan sencillo ver cómo lo hacemos nosotros mismos). Por ejemplo, la pérdida de un trabajo puede significar muchas cosas. Por ejemplo:

- Una derrota o un signo de un fracaso.
- Un desafío.
- Una oportunidad para empezar de nuevo.
- Una señal de que la vida juega sucio.

El significado que se dé a esta experiencia depende de las creencias que se tengan:

- Oportunidades percibidas de encontrar un nuevo trabajo.
- Grado que tenía el trabajo como símbolo de valía personal.
- Creencias sobre estar a cargo de la propia vida.
- Capacidad para crear una nueva situación positiva.

El principio de que dotamos de significado a los acontecimientos es válido para todas las situaciones típicamente generadoras de estrés identificadas antes del desencadenamiento del cáncer. Aun cuando algunas de estas experiencias puedan ser muy dolorosas —la pérdida de una persona amada o de un rol importante, por ejemplo—, la cantidad de estrés y especialmente el grado en el que estos acontecimientos te hacen sentirse desamparado y desesperado son el resultado del significado que pones en la experiencia. Tú eres el que determina el significado de los acontecimientos.

Al explorar las creencias que limitan tus respuestas y considerar interpretaciones alternativas de los acontecimientos de la vida y otros modos de respuesta, es posible crear significados positivos donde antes solo había negativos. Cuando se descubren y se desmontan las creencias fundamentales que han bloqueado el flujo saludable de la vida, la energía vital puede volver a fluir. Y con este flujo regresa la fuerza vital que restaura las defensas naturales del cuerpo para que recuperen su potencia normal.

Aunque la forma exacta de esta liberación varía de una persona a otra, casi siempre implica darse permiso a uno mismo para vivir la vida de otro modo. Algunos participan en su salud respondiendo con una negación a las expectativas de los demás; otros, respondiendo con una afirmación a experiencias y partes de ellos mismos que han rechazado. Cuando la energía vuelve a fluir, aunque siga habiendo problemas y conflictos con los que enfrentarse, serán afrontados con la creencia de que los problemas pueden ser resueltos o, al menos, manejados, con la creencia de que uno mismo tiene el poder de tomar decisiones que contribuirán a la recuperación de la salud.

IDENTIFICAR LA PROPIA PARTICIPACIÓN EN LA SALUD

¿Cómo comenzar a deshacer el nudo gordiano de creencias y pautas habituales de respuesta al estrés? El mejor modo que nosotros hemos encontrado con nuestros pacientes de cáncer es pedirles que identifiquen las situaciones de estrés que han experimentado en sus vidas entre seis y dieciocho meses antes del desencadenamiento de la enfermedad.

Como la conexión entre estados emocionales y enfermedad supone la susceptibilidad a *todo tipo* de dolencias, y no simplemente al cáncer, el proceso de identificar esta conexión es válido para todo el mundo, por lo que pedimos a todos los lectores, ya sean pacientes de cáncer o no, que realicen la actividad que vamos a describir. (Si lo deseas, vuelve al cuadro de Holmes y Rahe del capítulo 4 para tener una idea de la gran variedad de situaciones productoras de estrés que pueden conducir a la enfermedad). Este ejercicio te puede ayudar a trasladar los conceptos generales descritos a tu experiencia personal:

1. Piensa en una enfermedad que sufras ahora o que hayas sufrido en el pasado. Si tienes o has tenido cáncer, utilízalo en este ejercicio.

2. Si padeces cáncer, apunta en un papel cinco cambios importantes o situaciones de estrés que hayan tenido lugar entre seis y dieciocho meses antes del diagnóstico de la enfermedad.

3. Si tu enfermedad no era cáncer, anota las cinco situaciones de estrés más importantes vividas en los seis meses anteriores al desencadenamiento de la enfermedad (en dolencias menos graves que el

cáncer, parece adecuado un lapso de tiempo más corto).

4. Si experimentas una recaída de la enfermedad, elabora una lista de cinco situaciones de estrés importantes experimentadas en los seis meses anteriores a la recurrencia.

Si no te tomas ahora el tiempo necesario para hacer este ejercicio, si simplemente lees estas preguntas sin pensar a fondo las respuestas y sin escribirlas, no conseguirás los beneficios que este libro puede proporcionarte. Esta afirmación puede aplicarse a todos los ejercicios que presentaremos en esta segunda parte del libro.

Muchas personas se dan cuenta cuando realizan este ejercicio de que el periodo anterior al desencadenamiento de la enfermedad contenía una gran cantidad de situaciones de estrés. Si no encuentras ningún motivo de estrés exterior importante –como la muerte del cónyuge, la pérdida del empleo o similar–, asegúrate de tener también en cuenta el estrés interno. ¿Estabas enzarzado en algún problema psicológico como sentir frustración por no haber realizado tus sueños de juventud, cambios importantes en tus relaciones personales o crisis de identidad? Pueden ser tan importantes para crear sentimientos de desesperanza o desamparo como las situaciones externas más visibles.

Si descubres cambios significativos (ya sean internos o externos) en tu vida antes del desencadenamiento de la enfermedad, examina de qué modo participaste en ellos, tal vez creando la situación productora de estrés o respondiendo a dicha situación de forma inadecuada. ¿Te pusiste, por ejemplo, en una situación llena de estrés al otorgar más importancia a las necesidades de los demás que a las tuyas propias, al no ser capaz de decir no, al ignorar tus propios límites mentales, físicos y emocionales? O, si el acontecimiento estaba fuera de tu control, como en el caso de la muerte de una persona amada, ¿no era posible reaccionar de forma diferente? ¿Te permitiste experimentar dolor, o trataste de ocultar tus emociones? ¿Te diste permiso para buscar y aceptar apoyo de amigos próximos y cariñosos durante ese periodo de estrés?

El objetivo de este tipo de autoexamen es identificar las creencias y las pautas de comportamiento que deseas cambiar desde este momento. Ya que estas creencias han constituido una amenaza para tu salud, es necesario examinarlas cuidadosamente para poder modificarlas.

El propósito de los próximos ejercicios –identificar los cinco agentes actuales más importantes en la producción de estrés y considerar modos alternativos de respuesta– es la *prevención*, lo que supone reconocer y luego eliminar las tensiones que podrían predisponerte a la enfermedad:

1. Apunta los cinco agentes actuales generadores de estrés en tu vida.
2. Examina el modo en el que participas en el mantenimiento del estrés.
3. Considera métodos para eliminar ese estrés.
4. Si no existen métodos razonables para eliminarlo, piensa si estás creando otros elementos de apoyo y de cariño en tu vida. ¿Aceptas el apoyo de tus amigos más íntimos? ¿Les das importancia a las experiencias

placenteras en los momentos de estrés? ¿te permites expresar tus sentimientos sobre las situaciones de tensión?

5. Considera si podrías eliminar o equilibrar el estrés de tu vida dando prioridad a tus propias necesidades. ¿Te permites considerar tus necesidades? ¿Has intentado satisfacerlas a pesar de lo que piensas sobre las necesidades de los demás?

Cuando hayas terminado este ejercicio, cerciórate de si hay alguna similitud entre los modos que tenías de responder al estrés antes de tu enfermedad y los de ahora. Si encuentras alguna similitud, examina de nuevo tus pautas de comportamiento, pues es posible que tus pautas habituales de respuesta no contribuyan a tu salud.

ACEPTAR LA PROPIA RESPONSABILIDAD EN LA SALUD

Cuando las personas empiezan a considerar los modos en que pueden haber participado en el desarrollo de sus enfermedades, es una buena idea buscar la ayuda y el apoyo de un terapeuta con experiencia. Muchas veces, el simple hecho de pedir ayuda es el primer paso para romper una «regla» aprendida en la niñez y establecer una forma más saludable de responder al estrés. Por desgracia, muchos de nosotros hemos crecido con un rechazo inducido culturalmente a la idea de buscar ayuda para los problemas emocionales. Pero si se nos diagnostica una enfermedad grave, no nos causa apuro ni vergüenza buscar la ayuda de un médico que ha pasado muchos años estudiando el cuerpo. Tampoco debería apurarnos solicitar la ayuda de un profesional para conocer el papel que puede haber desempeñado el estrés en nuestra enfermedad.

Muchos de nuestros pacientes que recorren este proceso de autoexamen llegan a ver las importantes conexiones entre sus estados emocionales y el desencadenamiento de su enfermedad y los modos en que ellos participaron en esos estados emocionales. Pero, al tomar conciencia de cómo sus creencias y sus pautas de respuesta al estrés pueden haber contribuido, algunos comienzan a sentirse culpables por sus acciones del pasado. Puede que tú experimentes sentimientos similares, por lo que nos gustaría darte el mismo consejo que damos a nuestros pacientes.

No es nuestra intención, ni es deseable, que te sientas culpable por haber reconocido tu participación en tu enfermedad. Hay una gran diferencia entre ser «culpable» de algo y haber «participado» en ello. No tiene sentido culpabilizar a las personas que viven en esta sociedad por haber enfermado, teniendo en cuenta las reglas que se nos han transmitido sobre nuestras emociones y nuestros sentimientos. A pocos individuos de nuestra cultura se les ha enseñado a manejar adecuadamente sus emociones y sus sentimientos. Es más, la idea de la culpa sugiere que se sabía cómo responder mejor, pero se decidió responder de modo autodestructivo. Evidentemente, esto no es cierto en el caso de las personas que respondieron al estrés desarrollando una enfermedad física. Como casi todo el mundo en nuestra cultura, tú probablemente ni siquiera eras consciente de la conexión entre los estados emocionales y la enfermedad. Por consiguiente, tus modos de participación han sido, casi con toda seguridad, resultado de creencias inconscientes y de comportamientos habituales.

Es especialmente triste que en muchas ocasiones las personas que intentan vivir más resuelta y responsablemente conforme a las reglas de nuestra cultura desarrollen las enfermedades más serias. La bibliografía que describe los aspectos emocionales del cáncer se encuentra repleta de ejemplos que caracterizan a los pacientes de cáncer como «demasiado buenos para ser verdad»… personas que son bondadosas, consideradas, desprendidas y agradables frente a la adversidad.

Los individuos que empiezan a aceptar su responsabilidad para influir en su salud merecen la mayor felicitación. No solamente desean comenzar el proceso de explorar sus propias actitudes, emociones y sentimientos —y los modos en que estos contribuyen a su respuesta a las situaciones de estrés— sino que están mostrando el valor de enfrentarse con las reglas culturales que se les han enseñado y de rechazar las que no conduzcan a la salud.

El valor decisivo del autoexamen consiste en tomar conciencia de que es posible participar en la salud mediante el proceso de reconocer y cambiar las creencias autodestructivas. Si has participado en el desencadenamiento de tu enfermedad, tienes igualmente la capacidad de participar en tu recuperación.

10

«BENEFICIOS» DE LA ENFERMEDAD

En una cultura en la que se da poca importancia a los sentimientos y en la que se suelen ignorar las necesidades emocionales vitales para el bienestar de la persona, la enfermedad puede cumplir una importante misión: puede proporcionar un medio para que la persona satisfaga sus necesidades si no ha podido hacerlo de manera consciente.

La enfermedad incluye dolor y angustia, por supuesto, pero también resuelve problemas de la vida de las personas. Sirve como «salvoconducto» al permitir comportamientos que se considerarían inadmisibles si esas personas estuvieran sanas. Piensa por un momento en algunos de los beneficios que se obtienen cuando se está enfermo: aumento del cariño y de los cuidados, ausencia del trabajo, reducción de las responsabilidades, disminución de las demandas y así sucesivamente. Como los pacientes de cáncer suelen ser personas que han colocado las necesidades ajenas delante de las propias, resulta obvio que han tenido dificultad para permitirse esas libertades sin la enfermedad. De esta manera, la enfermedad funciona al suspender muchas de las actitudes que bloquean a las personas y evitan que presten atención a sus propias necesidades emocionales. De hecho, cuando estás enfermo puede ser el único momento en que sea aceptable evitar las responsabilidades y presiones de la vida y cuidar exclusivamente de ti mismo sin culpa o necesidad de explicación o justificación.

No obstante, aunque la enfermedad puede suponer un respiro temporal, también puede ser una trampa. Si el único modo de obtener cuidados, amor y descanso consiste en estar enfermo, eso significa que una parte nuestra puede tomar partido por la enfermedad. Obviamente, no abogamos por la utilización de la enfermedad para conseguir un respiro. El cáncer supone pagar un precio demasiado alto para solucionar problemas que se podrían haber resuelto cambiando las reglas del juego y dándonos permiso para atender más nuestras necesidades.

La enfermedad como mecanismo de resolución de problemas

Willie era un paciente que cayó en la trampa de tomar partido por la enfermedad. Antes de enrolarse en las Fuerzas Aéreas había vivido con sus padres y había ido a la universidad. Con su familia, en la universidad y en su empleo a tiempo parcial, se sintió acosado por personas que continuamente le empujaban a hacer cosas que no deseaba. Para «que aprendieran», huyó y se alistó en el ejército. Para su decepción, se vio rodeado otra vez por figuras autoritarias. Todos eran allí de rango superior a él y, fuera a donde fuese, siempre había alguien que le ordenaba lo que tenía que hacer. Como se había alistado y no podía salir de esa situación en al menos cuatro años, se sintió atrapado. Empeoraba las cosas el hecho de que ni siquiera había nadie a quien quejarse de sus desgracias. Durante este tiempo —según nos contó después— tuvo fantasías sobre sufrir una enfermedad terminal, imaginando el pesar de todo el mundo cuando se dieran cuenta de que iba a morir.

Después de que desarrollara un bulto en el cuello, se le practicó una biopsia que mostró que tenía un linfoma maligno (enfermedad de Hodgkin). Cuando recibió el diagnóstico, experimentó, según dijo, una especie de excitación, casi de felicidad. Después se dio cuenta de lo extraño de su respuesta a lo que casi todo el mundo tomaría como una noticia devastadora. Esta observación le motivó a explorar con nosotros las razones psicológicas de su enfermedad durante las semanas en que recibía radioterapia. En el curso de esta exploración se hizo consciente de que su sentimiento de alivio al recibir el diagnóstico era a causa de que la enfermedad le había «liberado» de la trampa en la que creía estar y le daba argumentos para no permitir que se le hicieran más demandas. El dilema, sin embargo, era que si se recuperaba, tendría que volver a enfrentarse con el problema de sus obligaciones militares. Esto suponía una barrera considerable frente a su decisión de recuperarse. Resolver este punto fue el principal objetivo de su terapia psicológica... a la cual respondió bien.

Otro de nuestros pacientes, un joven psiquiatra, se enfrentó con un problema similar. Aproximadamente seis meses antes de su diagnóstico, un paciente suyo de hacía mucho tiempo intentó suicidarse y otra persona murió como consecuencia de ello. Para empeorar las cosas, el psiquiatra había estado desarrollando un nuevo enfoque de la psiquiatría y algunas personas que no estaban de acuerdo con sus planteamientos utilizaron la tragedia para cuestionar sus métodos «poco ortodoxos», agravando la culpa que ya estaba sintiendo. Entró en un ciclo depresivo en el que consideró en varias ocasiones la posibilidad de quitarse la vida. Seis meses después se le diagnosticó un linfosarcoma avanzado que le afectaba a los pulmones y el hígado.

La enfermedad tuvo varias funciones psicológicas para él. Uno de los resultados es que silenció a sus críticos. Después de todo, ninguna persona decente podría criticar a un «moribundo». Además, la enfermedad apaciguó su culpa, expiando su sentido tan exagerado de responsabilidad por los actos de su paciente. La recuperación, por supuesto, volvería a sacar a la luz el origen de sus pesares.

Afortunadamente, tenía desarrollado un profundo conocimiento de sus procesos psicológicos y podía resolver sustancialmente sus sentimientos. En el momento de su diagnóstico se le dieron menos del 10% de probabilidades de sobrevivir cinco años. A la hora de escribir este libro, después de seis años y a pesar de dos recaídas de la enfermedad, sigue manteniendo una práctica psiquiátrica activa.

Este paciente fue capaz de usar la «protección» psicológica que le ofreció la enfermedad para reagrupar sus fuerzas mentales de modo que pudo enfrentarse mejor con las situaciones cuando recuperó la salud. Pero otros no encuentran ningún modo de resolver sus problemas excepto la enfermedad. Otro paciente reveló que su enfermedad había sido precedida por una cantidad considerable de estrés en su vida profesional, falta de tiempo para compartir con su mujer y su hijo y una necesidad acuciante de éxito financiero. La enfermedad le proporcionó una buena suma de dinero por su incapacidad, le dio tiempo suficiente para su familia y eliminó sus presiones económicas. Pero sus problemas al pensar en su reincorporación laboral se le hacían insuperables. En tres ocasiones llegó al punto en que estaba libre de síntomas y podía considerar su vuelta al trabajo y en cada ocasión, tras contemplar seriamente su reincorporación, tuvo una importante recaída.

En otro caso más, la paciente era socia de un negocio y sentía que sus socios descargaban sobre ella una cantidad excesiva de responsabilidad. Y tenía muchas dificultades para rechazar sus demandas. Al principio, su enfermedad se encargó de decir no por ella. Nadie se atrevía a pedirle que hiciera nada estando enferma. Afortunadamente, llegó a darse cuenta de que si usaba la enfermedad como muleta, nunca llegaría a ponerse bien. Así que empezó a aprender a decir no sin emplear la enfermedad como excusa y volvió a compartir la dirección del negocio, sintiéndose bien por haber sabido hacer valer sus necesidades.

Otros pacientes se han dado cuenta de que la enfermedad los liberaba temporalmente de sus insoportables trabajos. Una vez más, como la enfermedad solo suspende momentáneamente el problema, ha sido importante que se enfrentaran con las actitudes y pautas de comportamiento que hicieron posible que la situación llegara a ser intolerable, pues de otro modo podrían volver a recrear la situación y la enfermedad cuando volvieran a trabajar.

La enfermedad da permiso temporal a los pacientes para actuar emocionalmente de modo más abierto. Pero si no aprenden a darse a sí mismos ese permiso cuando estén sanos, en el momento en que se recuperan vuelven a entrar en vigor las viejas reglas, y de nuevo se encuentran en la situación física y psicológicamente destructiva que antaño contribuyó a su enfermedad.

Esta idea también explica la depresión que algunos pacientes comentan que han sentido cuando se les dice que su enfermedad está remitiendo. En vez de la alegría que esperaban experimentar como resultado de las buenas noticias, informan de su perplejidad por sentirse deprimidos. Incluso aunque conscientemente se alegren por su mejoría, inconscientemente experimentan la pérdida de la herramienta que era su enfermedad. El sentimiento de depresión ante la perspectiva de la mejoría muestra el importante dato de que aún queda un trabajo psicológico fundamental que realizar.

LEGITIMIDAD DE LAS NECESIDADES EMOCIONALES

Darse cuenta de que modificar el comportamiento y la actitud puede ser una cuestión de vida o muerte es una motivación muy significativa para el cambio. Muchos de nuestros pacientes nos han informado de que uno de los beneficios de su enfermedad era que no podían descuidar durante más tiempo sus verdaderas necesidades. La enfermedad les permitía estar por encima de los condicionamientos sociales y comenzar a crecer como seres humanos, expresar sus sentimientos y tratar de satisfacer sus necesidades emocionales abierta y directamente. Sin el incentivo de la enfermedad, habrían seguido viviendo unas vidas de tranquila desesperación.

Es esencial reconocer que las necesidades que se satisfacen con la enfermedad son *totalmente legítimas y necesitan ser satisfechas*. El cuerpo está pidiendo atención del único modo en que sabe hacerlo. Ya sea la necesidad de Willie de sentir que tenía algún control sobre su vida, la del psiquiatra de resolver su culpa, la del joven profesional de equilibrar su trabajo con otras partes de su vida o la de la mujer de negocios de decir no, todas son necesidades que los seres humanos precisamos satisfacer para mantener la salud física y emocional. Según este punto de vista, la intención del organismo es constructiva, incluso en la enfermedad. Esta le da al individuo la oportunidad de conseguir un crecimiento emocional.

Identificar los «beneficios» de la enfermedad

El trabajo con el que se enfrenta el paciente incluye tanto identificar las necesidades que satisface la enfermedad como encontrar las formas de satisfacerlas directamente sin recurrir a ella. ¿Cómo identificar estas necesidades? Te invitamos a tomar parte en un ejercicio que utilizamos con nuestros pacientes para ayudarles a que empiecen a reconocer los beneficios de su enfermedad.

Toma un papel y apunta los cinco beneficios principales que hayas recibido de una enfermedad importante en tu vida (quizás encuentres que hay más de cinco). Si tienes o has tenido cáncer, utilízalo como base para este ejercicio.

Lo que sigue es un ejemplo de cómo puede funcionar este ejercicio. Durante la preparación de este libro, tuvimos una reunión con un socio nuestro en Vail (Colorado). Concluimos la reunión antes de lo previsto y nuestro socio, que no solía esquiar, decidió que iba a recibir unas lecciones de esquí. Volvió de la clase agotado y tomó un avión para volver a su casa. Al día siguiente, tenía una gripe tan seria que tuvo que guardar cama dos semanas. Como esfuerzo para recuperarse y para aplicar los conceptos que le habíamos descrito en Vail, estudió la situación anterior al desencadenamiento de la gripe y después anotó seis beneficios que había conseguido de su enfermedad:

> Cuando me puse enfermo, había experimentado muchas dificultades para acabar un trabajo en el que tenía mucho interés desde los puntos de vista emocional y financiero. Me importaba mucho que estuviera magníficamente acabado, pero iba muy lento y tenía dudas sobre lo que estaba haciendo. Al ponerme enfermo pude satisfacer muchas necesidades a la vez:

1. Deseaba la ayuda de mi mujer en el proyecto, pero sentía que, a menos que yo no pudiera literalmente hacerlo, no estaría bien apartarla de sus propias actividades para ayudarme.

2. Necesitaba la excusa de «algo que escapaba a mi control» para no acabar el proyecto a tiempo.

3. También puede que estuviera preparando excusas para las posibles imperfecciones que pudieran aparecer.

4. Me daba la oportunidad de dedicarme seriamente a mi propia salud, lo que implicaba entre otras cosas tomar la resolución de que cuando me recuperara tendría que

encontrar tiempo para jugar al tenis, actividad que me encanta pero que no suelo practicar porque estoy siempre «demasiado ocupado».

5. Suponía un descanso de mis labores cotidianas, que me estaban ocasionando mucho estrés.

6. El trabajo de Vail me despertó recuerdos de la muerte de mi propio padre de un tumor cerebral. Muchos problemas sin resolver de esa situación estaban aún en mi mente.

Claramente su agotamiento físico, tanto por el ejercicio desacostumbrado del esquí como por el estrés de tener que realizar un trabajo importante, contribuyó a su susceptibilidad a la enfermedad. Pero, como mostraron sus respuestas, la enfermedad también le dio la oportunidad de descansar, de pensar en sí mismo, de cuidarse, de recargar su energía, de liberarse de la tensión de tener que alcanzar cotas muy altas, de tomar nuevas decisiones relativas a sus prioridades y estilo de vida... en definitiva, de todo lo que no había sido capaz de hacer sin la enfermedad.

El punto final, sus sentimientos sobre la muerte de su padre, vino motivado por la discusión sobre nuestro enfoque del tratamiento del cáncer. Para estar cómodo con este enfoque necesitaba comenzar a resolver sus sentimientos sobre la muerte de su padre.

Examinando las listas que elaboran nuestros pacientes, hemos encontrado cinco áreas principales de beneficios más frecuentes de la enfermedad:

1. Recibir permiso para salir de una situación problemática.

2. Recibir atenciones, cuidados y cariño de las personas del entorno.
3. Tener la oportunidad de restaurar la energía psicológica para enfrentarse con alguna situación o para mejorar la perspectiva.
4. Obtener incentivos para crecer personalmente o para modificar hábitos indeseables.
5. No tener que satisfacer expectativas demasiado elevadas, ya sean propias o ajenas.

Repasa ahora tu propia lista. Considera qué necesidades subyacentes eran satisfechas por la enfermedad: alivio del estrés, amor y cuidados, oportunidad de renovar tu energía y así sucesivamente. Después, trata de identificar las reglas o creencias que te impiden satisfacer cada una de estas necesidades cuando estás bien.

Una de nuestras pacientes descubrió que sentía una falta de cariño físico por parte de su marido, pero le resultaba impensable pedirle afecto cuando estaba bien. Ahora se ha dado permiso para decirle en cualquier momento: «Necesito un abrazo». También aprendió algunas cosas muy importantes sobre sí misma a medida que investigaba por qué le resultaba tan difícil pedirle cariño físico a su marido.

Plantéate si no has sido capaz de permitirte periodos de relajamiento de las tensiones. ¿Qué creencias personales te impiden tomarte esta libertad sin necesitar la enfermedad como justificación? Quizás creas, por ejemplo, que es un «signo de debilidad» aflojar un poco en los momentos de tensión o de presión excesivas, o que tu deber es poner las necesidades de los demás por encima de las tuyas propias.

Como estas reglas suelen ser inconscientes, este autoexamen supone un esfuerzo. Pero realizar esta acción preventiva para evitar enfermedades en el futuro compensa tu esfuerzo y tu energía. Cuando comienzas a ser consciente de tus reglas internas y puedes ver modos alternativos de enfoque de las situaciones, estás en el camino de una vida más saludable.

Al utilizar las lecciones de la enfermedad como punto de partida, podemos educarnos para reconocer nuestras necesidades y para darnos la oportunidad de satisfacerlas. Este es un uso creativo de la enfermedad.

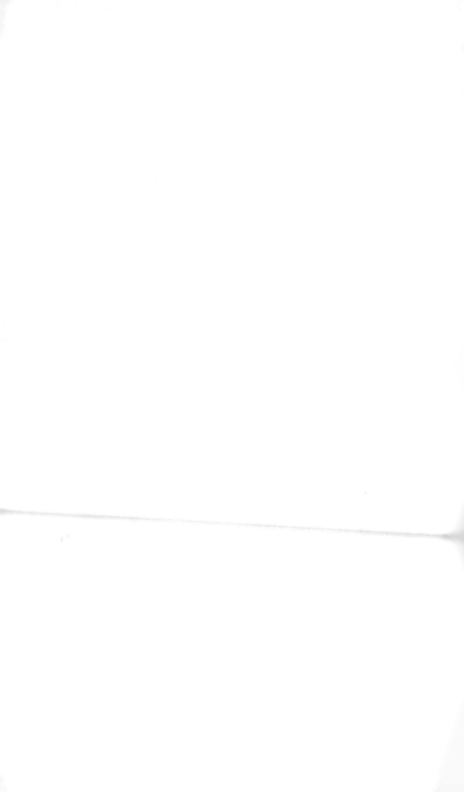

11

APRENDER A RELAJARSE Y
A VISUALIZAR LA RECUPERACIÓN

El primer paso para recuperar la salud consiste en comprender de qué modo nuestras creencias y nuestras respuestas emocionales han contribuido a la enfermedad. El paso siguiente consiste en encontrar la forma de influir en esas respuestas como apoyo al tratamiento. En este capítulo hablaremos sobre un proceso de relajación para reducir el efecto sobre el cuerpo del estrés y de la tensión asociados al desencadenamiento del cáncer y al miedo a la enfermedad, que también es una fuente primordial de estrés. También te mostraremos cómo utilizar las imágenes mentales, una vez que estés relajado, para crear creencias positivas que activarán tus defensas corporales contra la enfermedad.

Para muchos pacientes de cáncer el cuerpo ha llegado a ser el enemigo. Los ha traicionado al enfermar y amenazar sus vidas. Les parece un extraño y desconfían de su capacidad para combatir la enfermedad. Aprender a relajarse y a influir en sí mismos ayuda a las personas a aceptar de nuevo su cuerpo y su capacidad de trabajar conjuntamente hacia la salud. El organismo vuelve a ser una fuente de placer y alegría y una fuente importante de información sobre lo efectivamente que las personas viven la vida.

La relajación también ayuda a disminuir el miedo, que a veces resulta sobrecogedor cuando se presenta una enfermedad que amenaza la vida. Los pacientes de cáncer suelen estar aterrorizados por la idea de una agonía prolongada y dolorosa, con el perjuicio económico adicional de los gastos médicos, y por el daño psicológico que causará a sus hijos su ausencia. Esos miedos hacen casi imposible que los pacientes desarrollen una expectación positiva sobre el desenlace de su enfermedad. Pero aprender a relajarse físicamente les ayuda a romper el ciclo de tensión y miedo. Al menos durante unos minutos, cuando están relajando sus cuerpos, el cáncer no es la aplastante realidad de sus vidas. Muchos pacientes informan que tienen una perspectiva diferente y una mayor energía tras usar las técnicas de relajación. Parece ser un modo de recargar las baterías. Al reducirse el miedo resulta más sencillo desarrollar una expectación positiva, lo que supone una mayor disminución del miedo.

Señalemos que, en términos clínicos, relajación no significa pasarse la tarde frente a la televisión, tomando copas o charlando con los amigos. Aunque estas sean, sin duda, actividades agradables, los estudios de laboratorio muestran que estas formas de «relajación» *no* suponen la descarga adecuada de los efectos físicos del estrés.

El ejercicio físico practicado con regularidad es una forma de descarga del estrés, ya que actúa como el equivalente de la respuesta de «lucha o huida» ya discutida en el capítulo 4, permitiendo al cuerpo descargar el exceso de tensión acumulada. No es una casualidad, en nuestra opinión, que muchos pacientes nuestros que han funcionado muy bien en nuestro programa se dediquen a practicar algún ejercicio físico con regularidad. Muchos corredores aseguran que correr es su «terapia» y que durante las carreras pueden conseguir una perspectiva sobre sus problemas que nunca tendrían limitándose a pensar en ellos. (Más adelante tenemos un capítulo dedicado a este tema.)

Pero no siempre es posible que las personas comiencen a realizar ejercicio físico en el momento en que acusan la tensión. La vida moderna requiere a veces de un esfuerzo considerable para hacer todos los preparativos necesarios para la actividad física. Afortunadamente, los investigadores han elaborado una gran variedad de técnicas de relajación sencillas: ciertas formas de meditación y relajación progresiva o entrenamiento autógeno y autohipnosis, por nombrar solo algunas. La mayor parte de estas técnicas implican una cierta concentración mental. Las personas pueden enfocar su atención sobre un símbolo o sobre una serie de imágenes mentales ideadas para calmar la mente, o bien realizar una serie de instrucciones mentales para relajar los cuerpos.

El doctor Herbert Benson, de la Universidad de Harvard, ha documentado los efectos físicos positivos de algunas de estas técnicas para reducir el estrés en su libro *La respuesta a la relajación*. Aunque no se comprendan todas las respuestas fisiológicas del cuerpo a las diferentes técnicas de relajación mental, la investigación ha demostrado ampliamente que descargan los efectos del estrés en un grado muy superior a las actividades convencionalmente consideradas relajantes.

TÉCNICA DE RELAJACIÓN

La técnica de relajación que nosotros desarrollamos mientras trabajábamos con nuestros pacientes está tomada en gran parte de un programa elaborado por el doctor Edmond Jacobson, que la denomina técnica de «relajación progresiva». En la práctica combinamos esta técnica con el proceso de visualización que describiremos más adelante en este capítulo. Sin embargo, hemos descrito con detalle el proceso de relajación en primer lugar, para que veas su utilidad a la hora de emplearlo en cualquier momento. Recomendamos a nuestros pacientes que realicen la actividad combinada de relajación y visualización tres veces al día de diez a quince minutos cada vez. Muchas personas se sienten relajadas la primera vez que emplean esta técnica. Pero como la relajación es algo que se puede aprender y mejorar, descubrirás que consigues estados cada vez más relajados a medida que repitas el proceso.

Para que el proceso de relajación y visualización sea más fácil de realizar, les damos a nuestros pacientes una grabación magnetofónica de las instrucciones. Quizás a ti te sea útil tener a un amigo que te las lea o hacer una grabación de ellas. Concédete el tiempo necesario para realizar cada paso de un modo tranquilo y relajado. Estos son los pasos:

1. Ve a una habitación tranquila con luz suave. Cierra la puerta, siéntate en una silla cómoda con los pies apoyados en el suelo y cierra los ojos.

2. Sé consciente de tu respiración.

3. Toma algunas respiraciones profundas y al exhalar di mentalmente: «Relájate».

4. Concéntrate en tu cara y siente cualquier tensión en ella o en los músculos que rodean a los ojos. Hazte una representación mental de esa tensión —puede ser un nudo o un puño bien cerrado— y luego representa mentalmente cómo se relaja y todo se hace más cómodo, como una goma elástica suelta.

5. Siente cómo se relajan la cara y los ojos. A medida que se relajan, percibe la sensación de relajación extendiéndose por todo el cuerpo.

6. Tensa los ojos y la cara, apretando los músculos, y luego aflójalos y siente la relajación extendiéndose por todo el cuerpo.

7. Desciende suavemente por todo el cuerpo —mandíbulas, cuello, hombros, espalda, parte superior e inferior de los brazos, manos, pecho, abdomen, muslos, pantorrillas, tobillos, pies, dedos de los pies— hasta que todas las partes de tu cuerpo estén relajadas. Para cada una de ellas, haz una representación mental de la tensión, y después imagina la tensión desvaneciéndose; tensa la zona, luego relájala.

8. Cuando hayas relajado todas las partes del cuerpo, descansa tranquilamente en esta posición cómoda entre dos y cinco minutos.

9. A continuación, permite que los músculos de los párpados se aligeren, disponte a abrir los ojos y toma conciencia de la habitación.

10. Abre los ojos y continúa con tus actividades habituales.

Si aún no lo has hecho, te recomendamos que realices este ejercicio antes de seguir leyendo. Es muy posible que la relajación que produce te parezca agradable y vigorizante.

A veces las personas sienten dificultades para hacer la representación de las imágenes mentales o para mantener la mente centrada y sin vagabundear las primeras veces que realizan el proceso. No hay razón para el desaliento. Es muy natural, y hacerse una severa autocrítica solo contribuirá a incrementar la tensión. Al final de este capítulo, cuando estés más familiarizado con las técnicas de relajación y visualización, discutiremos los problemas más frecuentes que tienen nuestros pacientes y daremos sugerencias para superarlos.

La próxima sección proporciona las instrucciones necesarias para pasar directamente del proceso de relajación al de elaboración de imágenes mentales. Aunque la técnica de la relajación tiene validez por sí misma, como ya dijimos antes, nosotros la empleamos como un preludio a la visualización, pues la relajación física reduce la tensión que podría causar distracciones durante la visualización, el manejo de las imágenes mentales. La técnica de la relajación es asimismo un preludio a la visualización en otro sentido: aprender un entrenamiento mental para conseguir la relajación física ayuda a reforzar la creencia de que se puede usar la mente como apoyo del cuerpo.

RELAJACIÓN Y VISUALIZACIÓN

La relajación y la visualización son dos de las herramientas más valiosas que hemos encontrado para ayudar a los pacientes a creer en su capacidad de recuperación del cáncer. De hecho, nuestro enfoque comenzó a idearse la primera vez que Carl usó la visualización con un paciente. Desde entonces, hemos descubierto que este método no solo sirve como instrumento motivacional para recuperar la salud, sino también para el autodescubrimiento personal y para hacer cambios creativos en otras áreas de la vida.

El descubrimiento de la relajación y de la visualización se lo debemos a la formación de Stephanie en psicología motivacional. A causa de su formación, tomamos conciencia de que este proceso que modificaba las expectaciones había sido utilizado ya en muchas disciplinas. El rasgo común de estas disciplinas era que las personas creaban imágenes mentales de los acontecimientos deseados. Al formar una imagcn, se está haciendo una clara afirmación de lo que se desea que suceda. Y, al repetir esa afirmación, se espera que ese acontecimiento llegue a ocurrir en realidad. Como resultado de esta expectación positiva, se empieza a actuar con vistas a conseguir el resultado deseado y, en realidad, se ayuda a que suceda (esto es similar al concepto de profecía que se cumple a sí misma, que ya hemos comentado).

Por ejemplo, un jugador de golf visualizaría un magnífico golpe y la pelota llegando al lugar deseado; un hombre de negocios, una reunión con éxito; un actor, una buena noche de estreno, o una persona con una malignidad, el tumor disminuyendo y el cuerpo recuperando la salud.

A medida que comprendíamos la efectividad de la relajación y de la visualización, comprendimos también la evidencia que estaban recogiendo los investigadores de *biofeedback* (que ya describimos más ampliamente en el capítulo 2) sobre la posibilidad de controlar los procesos fisiológicos internos, como ritmo cardiaco, presión arterial y temperatura epidérmica. Cuando a las personas que vivían estas experiencias se les preguntaba cómo lo hacían, solían responder que no eran capaces de ordenar al cuerpo que alterara su estado interno, sino que habían aprendido un lenguaje simbólico y visual con el que se comunicaban con él.

Una mujer, que tenía un ritmo cardiaco peligrosamente irregular, creó en su pantalla mental una representación de una niña en un columpio. Visualizaba a la niña columpiándose rítmicamente hacia delante y hacia atrás, siempre que precisaba que su corazón volviera a estar bajo control. En un corto periodo de tiempo dejó de necesitar medicación y no tuvo más dificultades. Su éxito y las experiencias de muchos miles de personas más en el uso de las imágenes mentales para controlar las funciones corporales nos sugirieron la idea de que la visualización —utilizada conjuntamente con los tratamientos médicos habituales— podría ser un camino para que los pacientes de cáncer influyeran en su sistema inmunitario a fin de hacerlo más activo en la lucha contra la enfermedad.

Carl utilizó por primera vez la técnica de elaboración de imágenes mentales en 1971 (como ya describimos en el capítulo 1) con un paciente cuyo cáncer se consideraba médicamente incurable. El paciente practicó tres veces al día visualizando su cáncer, el tratamiento que llegaba y lo destruía, los glóbulos blancos de la sangre atacando a las células cancerosas y expulsándolas del cuerpo y, finalmente, imaginándose a sí mismo recuperando la salud. Los resultados fueron espectaculares: el paciente «sin esperanzas» consiguió superar su enfermedad.

Manejo de imágenes mentales

En esta sección te guiaremos en el proceso de relajación y visualización, repitiendo las instrucciones dadas para la relajación. En el capítulo 12 identificaremos algunas creencias inherentes a las imágenes mentales, proporcionaremos una lista de criterios para crear unas imágenes mentales efectivas y analizaremos ejemplos extraídos de las experiencias de nuestros pacientes.

Quizás te gustaría tener grabadas las instrucciones –como nosotros hacemos con nuestros pacientes– o que un amigo te las lea. Si eres tú el que se las lee a otra persona, hazlo lentamente. Da tiempo suficiente para realizar cada paso. Recuerda que nosotros animamos a nuestros pacientes para que inviertan entre diez y quince minutos para efectuar el proceso en su totalidad y a que lo hagan tres veces al día.

Incluso si no tienes cáncer, te pedimos que hagas una vez la visualización de esta enfermedad para que puedas comprender emocionalmente este proceso y cómo se siente el paciente de cáncer.

1. Ve a una habitación tranquila con luz suave. Cierra la puerta, siéntate en una silla cómoda con los pies apoyados en el suelo y cierra los ojos.
2. Sé consciente de tu respiración.
3. Toma algunas respiraciones profundas, y al exhalar repite mentalmente: «Relájate».
4. Concéntrate en la cara y siente la tensión en ella o en los músculos que rodean los ojos. Haz una representación de esa tensión –puede ser un nudo o un puño cerrado– y luego representa mentalmente cómo se

relaja y todo se hace más cómodo, como una goma elástica suelta.

5. Siente cómo se relajan la cara y los ojos. A medida que se relajan, percibe la sensación de relajación extendiéndose por todo el cuerpo.

6. Tensa los ojos y la cara, apretando los músculos, y luego aflójalos y siente la relajación extendiéndose por todo el cuerpo.

7. Desciende suavemente por todo el cuerpo, mandíbulas, cuello, hombros, espalda, parte superior e inferior de los brazos, manos, pecho, abdomen, muslos, pantorrillas, tobillos, pies, dedos de los pies, hasta que todas las partes estén relajadas. Para cada una de ellas, haz una representación mental de la tensión; después imagina la tensión desvaneciéndose, permitiendo la relajación.

8. Ahora imagínate a ti mismo en un lugar agradable y natural, donde todo supone una gran comodidad. Completa mentalmente todos los detalles de color, sonido, textura...

9. Continúa imaginándote a ti mismo en este lugar relajante durante dos o tres minutos más.

10. Imagina el cáncer, ya sea de modo realista o simbólico. Piensa en que está constituido por células muy débiles y confusas. Recuerda que nuestros cuerpos destruyen las células cancerosas miles de veces a lo largo de la vida. Cuando representes el cáncer, ten en cuenta que la recuperación requiere que tus defensas corporales vuelvan a un estado natural y saludable.

11. Si estás recibiendo tratamiento en la actualidad, imagina la entrada del tratamiento en tu organismo en una forma que sea comprensible para ti. Si se trata de radioterapia, imagina un haz de millones de proyectiles que golpean a todas las células que se encuentran a su paso. Las células normales pueden reparar cualquier daño que se les haga, mientras que las cancerosas son débiles (este es uno de los rasgos básicos en los que se apoya la terapia de radiaciones). Si estás recibiendo quimioterapia, imagina que los fármacos penetran en tu organismo por la corriente sanguínea. Imagina que esas sustancias químicas actúan como un veneno. Las células normales son fuertes e inteligentes y no absorben el veneno rápidamente. Pero las cancerosas son débiles, por lo que necesitan muy poca cantidad para morir. Absorben el veneno, mueren y son expulsadas.

12. Imagina que los leucocitos de tu sangre llegan a la zona donde está el cáncer, reconocen las células anormales y las destruyen. Hay un vasto ejército de leucocitos. Son muy fuertes y agresivos. También son muy inteligentes. No tienen comparación con las células del cáncer: ganarán la batalla.

13. Imagina cómo se reduce el cáncer. Ve cómo las células muertas son transportadas por los leucocitos y eliminadas del cuerpo a través del hígado y los riñones, abandonándolo con la orina.
    • Esto es lo que deseas que suceda.
    • Continúa viendo la reducción del cáncer, hasta que haya desaparecido.

- Visualízate con más energía, más apetito y sintiéndote amado por tu familia a medida que el cáncer se reduce y llega desaparecer.

14. Si sientes dolor en alguna parte, representa al ejército de leucocitos llegando a esa zona y ahuyentando el dolor. Sea cual sea el problema, dale a tu organismo la orden de sanarse. Visualiza tu cuerpo volviendo a estar bien.
15. Imagínate sano, libre de enfermedad, lleno de energía.
16. Imagínate a ti mismo alcanzando tus objetivos en la vida. Ve cómo alcanzas tus objetivos, cómo los miembros de tu familia están bien, cómo mejoran las relaciones con la gente de tu alrededor ganando en significado. Recuerda que tener razones poderosas para estar bien te ayudará a estar bien, así que usa esta ocasión para enfocar claramente tus prioridades en la vida.
17. Date mentalmente unas palmaditas en la espalda para felicitarte por tu participación en la recuperación. Visualízate realizando este ejercicio tres veces al día, permaneciendo despierto y alerta como ahora.
18. Permite a continuación que los músculos de tus párpados se aligeren, prepárate para abrir los ojos y ve tomando conciencia de la habitación.
19. Abre ya los ojos, y disponte a continuar tus actividades habituales.

Si aún no lo has hecho, por favor tómate el tiempo necesario para realizar este ejercicio. Cuando lo termines, haz un dibujo en el que representes las imágenes que has creado, para poder analizar tus imágenes mentales con más detalle según los criterios y ejemplos que expondremos en el capítulo 12.

No te preocupes si no puedes «ver» tus imágenes mentales si puedes «sentirlas», «imaginarlas» o «pensarlas». La palabra que describe lo que haces es mucho menos importante que el hecho de hacerlo. Asimismo, si sientes que tu mente se dispersa durante el proceso, vuelve tranquilamente a tus imágenes mentales sin sentirte mal por ello. Si te das cuenta, mientras estás realizando el proceso, de que no puedes completar algunas instrucciones porque no las aceptas o no crees que sirvan para algo, debes comenzar a revisar tu actitud sobre el cáncer o la recuperación. En estos momentos ya sabes cuál es la gran importancia del propio conocimiento.

Ejercicio de visualización para otras enfermedades

Ya que muchos de los lectores de este libro no tienen cáncer pero pueden querer utilizar sus imágenes mentales para ayudarse en el control del dolor o de otros achaques, este ejercicio puede sustituir los pasos 10 a 19 del anterior:

1. Haz una representación mental de cualquier achaque que sufras, visualizándolo de alguna forma que tenga sentido para ti.
2. Representa el tipo de tratamiento que estés recibiendo y visualízalo eliminando la fuente del achaque o del dolor, o fortaleciendo la capacidad de tu organismo de sanarse a sí mismo.
3. Imagina las defensas naturales de tu cuerpo eliminando el origen del achaque o del dolor.

4. Imagínate sano, libre de enfermedad, lleno de energía.

5. Imagínate a ti mismo dirigiéndote con éxito hacia tus objetivos en la vida.

6. Date mentalmente unas palmaditas en la espalda para felicitarte por tu participación en la recuperación. Visualízate realizando este ejercicio de manejo de imágenes mentales tres veces al día, permaneciendo despierto y alerta como estás ahora.

7. Permite a continuación que los músculos de tus párpados se aligeren, prepárate para abrir los ojos y ve tomando conciencia de la habitación.

8. Abre ya los ojos y prepárate para continuar tus actividades habituales.

Si, por ejemplo, tienes una úlcera, su representación mental podría ser la de una irregularidad en forma de cráter en las paredes del estómago o de los intestinos. Al representar el tratamiento, visualiza los antiácidos recubriendo la zona, neutralizando el exceso de ácido y teniendo un efecto tranquilizante sobre la propia úlcera. Representa las células sanas que llegan y cubren toda la zona ulcerada. Imagina las células blancas de tu cuerpo recogiendo todos los desechos y limpiando la zona, dejando una superficie rosa y saludable. El paso siguiente consiste en imaginarte a ti mismo libre del dolor y saludable, capaz de manejar el estrés de la vida sin que este te cause una úlcera.

Si tienes la presión arterial muy alta, podrías utilizar el proceso para representar el problema como pequeños músculos de las paredes de los vasos sanguíneos que están demasiado apretados, por lo que la sangre necesita una mayor presión para poder circular. Luego imagina cómo los medicamentos relajan estos pequeños músculos de los vasos sanguíneos, el corazón latiendo tranquilamente, con menos resistencia, y la sangre fluyendo suavemente por los canales vasculares. Visualízate capaz de manejar el estrés de la vida sin que este te produzca tensión.

Si tu enfermedad es la artritis, imagina las uniones de tus articulaciones irritadas y con granitos en la superficie. Luego imagina la llegada de los leucocitos de la sangre para limpiar los residuos, eliminar los granitos y pulir las superficies de contacto. Después visualízate activo, haciendo lo que te guste, libre de dolor en las articulaciones.

Cuando hagas uno de estos ejercicios por primera vez, dibuja luego tu visualización. Te será útil para identificar tu actitud respecto a tu participación en la salud.

Valor de la relajación y de la visualización

Para que tengas una mejor idea sobre lo que puedes esperar de estos ejercicios, estos son algunos de los beneficios del proceso de relajación y visualización:

- Puede disminuir el miedo. Muchos miedos vienen del sentimiento de que algo escapa a nuestro control: en el caso del cáncer, de sentir que el cuerpo se está deteriorando y que se es impotente al respecto. La relajación y la visualización ayudan a considerar nuestro propio papel en la recuperación, con lo que se empieza a sentir la capacidad de control.
- Puede motivar cambios de actitud y fortalecer el «deseo de vivir».

- Puede realizar cambios físicos, resaltando la acción del sistema inmunitario y modificando el curso de la malignidad. Ya que los procesos mentales tienen una influencia directa sobre el sistema inmunitario y sobre el equilibrio hormonal del cuerpo, los cambios físicos pueden ser atribuidos directamente a los cambios en los procesos pensantes.

- Puede servir como método de evaluación de las creencias actuales y para modificar dichas creencias si así se desea. El cambio de los símbolos y de las representaciones utilizadas puede modificar dinámicamente las creencias para que sean más compatibles con la salud.

- Puede ser una herramienta para entrar en comunicación con el inconsciente, donde muchas de nuestras creencias están enterradas.

- Puede ser una herramienta general para disminuir el estrés y el miedo. El proceso de relajación habitual reduce, por sí solo, la tensión y el estrés y tiene un efecto significativo sobre otras funciones corporales.

- Puede ser utilizado para enfrentarse con la posición de desesperanza y desamparo, y modificarla. Hemos visto una y otra vez como la depresión subyacente es un factor significativo en el desarrollo del cáncer. Cuando se empieza a representar al propio cuerpo recuperando la salud y la capacidad de resolver problemas que existieron antes de la malignidad, se debilita el sentimiento de desesperanza y desamparo. A medida que los pacientes se dirigen a la salud, adquieren un sentimiento de confianza y optimismo.

Superación de problemas potenciales en la práctica de la visualización

Algunas personas son más visuales que otras; piensan en imágenes. Otras tienden más a sentir. Otras piensan en palabras. Nos hemos dado cuenta de que cuando utilizamos la palabra *ver* en nuestras instrucciones, algunas personas *sienten*, lo que también está bien. Para nosotros está cada vez más claro que se debe mantener el proceso con el que cada uno se sienta más cómodo, en lugar de tratar a toda costa de ser más visual. A largo plazo, todos los modelos tienden a interaccionar. Una persona que sea fundamentalmente visual por regla general se hace más sensitiva. Permítete a ti mismo funcionar en primer lugar en el modo que sea más natural para ti.

Otro problema que se nos ha presentado con bastante frecuencia con las imágenes mentales es la tendencia de la mente a divagar. Esto suele representar una falta de concentración, que puede estar agravada por ciertos medicamentos, por el dolor o por el miedo. Este problema puede afectar a cualquiera que utilice el proceso con regularidad. Uno de los métodos más efectivos para evitar estas distracciones consiste en suspender el proceso y preguntarse a uno mismo qué está sucediendo: «¿Por qué mi mente está divagando?». Continúa en esta línea un rato, quizás cinco minutos. Luego vuelve al ejercicio y complétalo sin importarte el grado de éxito que tengas en él.

Una tercera dificultad es el sentimiento de que decir que el cáncer se «está reduciendo» es mentirse a uno mismo. Hemos oído frases como: «Tengo un cáncer en el hombro, puedo sentirlo; soy incapaz de ver cómo disminuye cuando sé que está creciendo». El problema en este caso reside en una confusión de los objetivos del proceso de visualización. Nuestro objetivo es ayudar al paciente a que visualice el *resultado deseado*, no lo que está sucediendo en ese momento. Es posible representar la disminución del cáncer incluso aunque en realidad esté creciendo; lo que estás imaginando en tu mente es lo que deseas que suceda. Comprender está distinción es muy importante. El proceso de visualización no es un método de autoengaño, es un método de autodirección.

Ahora que conoces lo básico del proceso, el capítulo siguiente te ayudará a interpretar y desarrollar imágenes mentales específicas para que comprendas mejor tus creencias subyacentes sobre el cáncer y llegues a crear una expectación de recuperación más positiva.

12

VALOR DE LAS IMÁGENES
MENTALES POSITIVAS

Comenzamos a utilizar la visualización para motivar a los pacientes y dotarlos de una herramienta con que influir en sus sistemas inmunitarios, pero pronto descubrimos que esta actividad contenía información sumamente importante sobre sus creencias. Este descubrimiento fue casi accidental. Cuando empezamos a utilizar las imágenes mentales, les solíamos preguntar si practicaban con regularidad, pero no investigábamos *cómo* eran esas imágenes. Sin embargo, cuando la condición de un paciente comenzó a deteriorarse con rapidez, aunque él mantenía vehementemente que utilizaba el proceso tres veces al día, le pedimos que nos describiera el contenido de sus imágenes mentales.

Sus respuestas confirmaron nuestros temores. Cuando le preguntamos cuál era el aspecto de su cáncer, nos respondió que parecía «una enorme rata negra». Cuando quisimos saber cómo imaginaba su tratamiento, que consistía en quimioterapia administrada en forma de unas pequeñas píldoras amarillas, nos dijo:

—Veo las pildoritas amarillas que entran en mi torrente sanguíneo y la rata se come de vez en cuando una de esas píldoras.

Al preguntarle qué le sucedía a la rata cuando se comía la píldora, respondió:

—Bueno, se pone un poco mala, pero siempre se recupera, y entonces me muerde con más fuerza aún.

Le preguntamos sobre los leucocitos de su sangre, y nos contestó:

—Parecen huevos en una incubadora. ¿No han visto nunca los huevos colocados al calor de una luz? Bueno, pues se están incubando aquí, y un día estarán listos para pelear.

Estas imágenes mentales mostraban un claro paralelismo con el deterioro de su condición física. En primer lugar, el cáncer era fuerte y poderoso, una «enorme rata negra». En segundo lugar, el tratamiento era débil e impotente, unas «pildoritas» que comía solo de vez en cuando y cuyos efectos eran temporales. Por último, los leucocitos, los representantes de las defensas naturales del organismo, estaban totalmente inmóviles. Nuestro paciente había creado una imagen casi perfecta de supresión total de su sistema inmunitario y la había repetido concienzudamente tres veces al día.

Pronto descubrimos que otros pacientes mostraban asimismo unas expectaciones fuertemente negativas en sus imágenes mentales. Uno de ellos nos dijo:

—Visualizo a mi cáncer como una gran roca. De vez en cuando estos pequeños desbrozan la maleza y limpian los bordes de la roca, pero no pueden hacer demasiado.

Una vez más el cáncer aparece como algo fuerte e inatacable, mientras que las propias defensas son débiles e impotentes, incapaces de «hacer demasiado».

Otro paciente nos informó que veía a sus leucocitos como «una tormenta de nieve que barre todo mi cuerpo y obliga a las células del cáncer a retroceder, pero algunas se recuperan y vuelven». Aquí las defensas del organismo parecen ser más potentes, pero en realidad no llegan a destruir al cáncer, solo le obligan a retroceder. Es más, como los copos de nieve no tienen direccionalidad ni inteligencia, estas imágenes mentales revelan que el paciente no considera que las defensas de su cuerpo sean capaces de reconocer y destruir las células cancerosas: su única superioridad es en números absolutos.

Estas experiencias nos hicieron darnos cuenta de la importancia que tenía el examen cuidadoso de las imágenes mentales de nuestros pacientes para saber qué expectativas comunicaban. Desde entonces, hemos estudiado sus imágenes para determinar si los pacientes muestran una pauta general de tratar de excusar u ocultar los sentimientos negativos que pueden obstaculizar sus tratamientos.

También hemos descubierto que el contenido de las imágenes mentales varía conforme sea el estado psicológico del paciente en un momento particular. Por ejemplo, John Browning, de cuyo caso hablamos en el capítulo 9, desarrolló una imagen mental muy fuerte para sus leucocitos (ver la figura 3), visualizándolos como un vasto ejército de caballeros blancos con caballos blancos y perfectamente formados, con sus lanzas resplandeciendo a la luz del sol y que cargaban a lo largo y ancho del paisaje contra las células del cáncer, a las que mataban, por ser pequeñas y lentas.

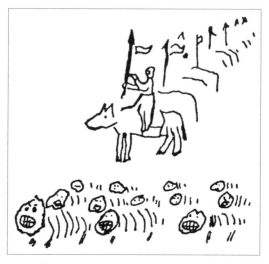

Figura 3. Imágenes de John Browning

Pero inmediatamente antes de sus dos recurrencias, John se dio cuenta de que sus imágenes mentales estaban cambiando. A veces visualizaba caballeros negros en las filas de su ejército, a los que consideraba como enemigos. En otras ocasiones imaginaba que las lanzas de sus caballeros estaban dobladas y fláccidas, como si fueran de goma, de modo que no podían hacer mucho daño. O que las monturas eran del tamaño de un perro, por lo que resultaban totalmente ineficaces. Muy pronto observamos la correlación entre las imágenes mentales de John y los acontecimientos que tenían lugar en su vida, y nos dimos cuenta de que esas imágenes podían ser utilizadas como retroalimentación general del progreso psicológico.

Criterios para unas imágenes efectivas

Con la ayuda de la doctora Jean Achterberg-Lawlis hemos desarrollado una lista de los criterios que se pueden emplear para evaluar el contenido de las propias imágenes mentales. En nuestro centro de tratamiento los pacientes usan estos criterios para analizar las imágenes mentales de los demás y sugieren alternativas que contengan expectaciones más positivas. Hemos encontrado, por ejemplo, que representar a las células del cáncer como hormigas es generalmente un símbolo negativo. ¿Has intentado alguna vez deshacerte de las hormigas en una comida campestre? Los cangrejos, el símbolo tradicional del cáncer, y otros crustáceos son también símbolos negativos. Estos animales son tenaces, enganchan y no sueltan. Además, disponen de conchas duras, lo que los hace casi inatacables, y muchas personas los temen; al fin y al cabo, el cangrejo representa la potencia de la enfermedad y el miedo a ella.

La interpretación de las imágenes mentales es similar a la interpretación de los sueños: llevan implícito un lenguaje simbólico y muy personal. Para conocer las creencias inherentes a una imagen, hay que «probar» la imagen internamente, identificando el significado que se le da a sus características. El significado emocional de un símbolo concreto puede variar enormemente entre diferentes individuos, por lo que un símbolo que signifique fuerza y energía para ti puede significar ira y hostilidad para otra persona. No aceptes automáticamente la interpretación que otra persona les dé a tus símbolos. Y no olvides que tus imágenes mentales no necesitan ser literalmente correctas: no hay hormigas, ni cangrejos, ni caballeros blancos, ni ratas campando por tu cuerpo. Sea cual sea la imagen, su importancia reside en el significado que tenga para ti, un significado que, en esas circunstancias, solo tú puedes reconocer. Según nuestra experiencia, nuestros pacientes muestran mucho tino para este tipo de interpretación.

A pesar de las variaciones potenciales individuales, nuestras investigaciones nos han mostrado que las imágenes mentales efectivas suelen contener los rasgos que enumeramos a continuación. Como las imágenes mentales son enormemente individuales, lo que nosotros señalamos son las *cualidades* significativas de los símbolos, y no los símbolos mismos. Trataremos de los problemas relacionados con las imágenes mentales efectivas en la sección siguiente.

1. LAS CÉLULAS DEL CÁNCER SON DÉBILES Y ESTÁN CONFUSAS. Es importante imaginar las células cancerosas como algo blando que se puede romper, como carne de hamburguesa o huevas de pescado.

2. EL TRATAMIENTO ES FUERTE Y PODEROSO. Las imágenes deben transmitir la creencia de que el tratamiento es claramente capaz de destruir el cáncer. Las imágenes mentales se fortalecen si se produce una gran interacción entre el tratamiento y el cáncer, de modo que el impacto del primero sobre el segundo sea visible y comprensible. Por ejemplo, si el cáncer se representa como un amasijo gris de células, el tratamiento debe ser un fluido amarillento o verdoso que se extienda sobre él,

debilitándolo y reduciéndolo, de modo que los leucocitos puedan destruirlo fácilmente.

3. **LAS CÉLULAS SANAS NO TIENEN DIFICULTAD PARA REPARAR LOS PEQUEÑOS DETERIOROS QUE PUDIERA CAUSAR EL TRATAMIENTO.** Ya que el tratamiento suele afectar a todas las células, no solo a las cancerosas, es preciso visualizar que las células normales y sanas son lo suficientemente fuertes de modo que el tratamiento no les hace apenas daño, y además son capaces de reparar cualquier deterioro que se produzca. Las células cancerosas son destruidas porque son débiles y se sienten confusas.

4. **EL EJÉRCITO DE LEUCOCITOS ES ENORME Y SUPERA A LAS CÉLULAS DEL CÁNCER.** Los leucocitos de la sangre son un símbolo de los procesos naturales de sanación del cuerpo, por lo que las imágenes mentales deben reflejar el número enorme de estas células y su extraordinaria potencia. La victoria de los leucocitos sobre el cáncer debe considerarse inevitable.

5. **LOS LEUCOCITOS SON AGRESIVOS, GUERREROS Y RÁPIDOS EN LA BÚSQUEDA Y DESTRUCCIÓN DE LAS CÉLULAS DEL CÁNCER.** Los leucocitos de la sangre son un símbolo de las propias defensas, por lo que tienen que ser inteligentes, eficaces, fuertes. Visualizarlos venciendo a las células cancerosas no deja dudas sobre cuáles son los más fuertes.

6. **LAS CÉLULAS CANCEROSAS MUERTAS SON ELIMINADAS DEL CUERPO NORMAL Y NATURALMENTE.** La eliminación de las células muertas es un proceso totalmente natural que no requiere esfuerzo adicional ni magias. Al imaginar este proceso se está comunicando la confianza en el normal funcionamiento del cuerpo.

7. **AL FINAL DEL PROCESO, HAY QUE ESTAR EN PERFECTO ESTA-DO DE SALUD.** Esta imagen representa el deseo de alcanzar el objetivo final con el cuerpo sano, vital, energético y en perfecto estado de salud.

8. **VISUALIZAR LA CONSECUCIÓN DE LAS METAS DE LA VIDA.** Estas imágenes mentales comunican el hecho de que se tienen razones poderosas para vivir y confirman la confianza en la recuperación y el compromiso de vivir.

Nuestra experiencia nos indica que las personas que funcionan bien en nuestro programa han desarrollado imágenes ajustadas a estos criterios. Pero ninguno de nuestros pacientes ha comenzado el proceso con unas imágenes mentales que contuvieran todos estos elementos. Tal vez necesites experimentar antes de encontrar imágenes potentes para transmitir tu expectación positiva. Utiliza estos criterios como ayuda en la identificación de imágenes que necesites fortalecer o modificar. Aunque no es posible dar una «receta» de imágenes médicamente correctas, es esencial que veas a las defensas naturales de tu cuerpo venciendo a la enfermedad. Imágenes fuertes representan una creencia fuerte en la recuperación.

El factor más potente para vencer la malignidad deben ser los leucocitos de la sangre en vez de, por ejemplo, la quimioterapia. Algunos pacientes nos han comentado que veían a los leucocitos llegar y atacar, pero que dejaban algunas células cancerosas para que las eliminara la quimioterapia. Esto indica la creencia en que la medicina los sanará. Aunque somos conscientes de que la medicina hace mucho, creemos que la eliminación de las células cancerosas por parte de las defensas básicas del cuerpo es el aspecto esencial de la recuperación de la salud.

SUPERACIÓN DE PROBLEMAS EN LA VISUALIZACIÓN

Ahora que te has familiarizado con los criterios necesarios para la creación de imágenes mentales efectivas, echemos una mirada más de cerca a la visualización que acabas de realizar, a las posibles creencias inherentes a estas imágenes, a los problemas comunes con que se enfrentan los pacientes al crear estas imágenes y a algunos de los modos que han ideado para superar estos problemas.

Imágenes de las células cancerosas

Si tienes dificultades para visualizar el cáncer, esto puede representar un miedo fuerte a la enfermedad y suele venir acompañado por una falta de confianza en que tu cuerpo pueda defenderse normal y naturalmente contra el cáncer. Si te cuesta visualizar las células cancerosas débiles y confusas, y en su lugar las imaginas fuertes —como piedras o como un animal de presa— o si visualizas el cáncer más vívidamente que los otros símbolos de tus imágenes mentales, puede ser que tengas una creencia más fuerte en la potencia de la enfermedad que en la potencia del tratamiento o de tus propias defensas.

Es frecuente tener dificultades en la representación del cáncer. Si este es tu caso, imagina una masa gris de células donde sepas (o creas) que está el cáncer. El rojo y el negro son dos colores que se suelen emplear para describir el cáncer pero que tienen connotaciones emocionales muy fuertes. El gris es un color más neutro, y una parte de nuestro enfoque está dirigido a neutralizar los sentimientos sobre el cáncer.

Por consiguiente, nosotros sugerimos que se utilice el gris con preferencia a los colores fuertes. O puedes imaginar el cáncer como si fuera carne de hamburguesa sin ningún orden y a los leucocitos de tu sangre como una jauría de enormes perros blancos que devoran la hamburguesa, lamiendo las zonas contiguas hasta dejarlas limpias y marchando después a patrullar las otras partes de tu cuerpo. La imagen básica del cáncer debe ser la de algo neutro, débil y desorganizado.

Imágenes del tratamiento

Es importante visualizar el tratamiento como un amigo y aliado. Nuestros pacientes nos han informado con frecuencia que han experimentado menos efectos secundarios del tratamiento como consecuencia de haber cambiado sus actitudes en una dirección más positiva y de apoyo. Por ejemplo, un paciente que sentía pánico a su tratamiento comenzó a llamar «George» a la máquina que le daba radiaciones y a mantener conversaciones mentales con «George» sobre los beneficios que conseguía del tratamiento. Además, el paciente hizo esfuerzos para entablar conversaciones amigables con el médico y las enfermeras, lo que incluía darles las gracias por sus esfuerzos. Poco después de este cambio de actitud, comenzó a experimentar cada vez menos efectos secundarios de la radiación. Personaliza tu tratamiento, conviértelo en un amigo útil que trabaja contigo para vencer la enfermedad.

Imágenes de los leucocitos de la sangre

Creemos que este es el símbolo más crucial del proceso de visualización porque representa las creencias sobre las defensas naturales del cuerpo. Los leucocitos superan en fuerza y número a las células cancerosas. Las imágenes más saludables son aquellas en las que el cáncer es superado significativamente en número y potencia por los leucocitos.

Un modo de fortalecer las imágenes de los leucocitos es el siguiente: imagina que son peces que nadan y engullen las grisáceas células del cáncer. Proyecta esta imagen en tu pantalla mental. Cuando esta imagen esté muy clara, *transfórmate* en un pez y conduce al resto del grupo al ataque. Trata de sentirte como el pez que se come las células cancerosas, que las destruye, que limpia la zona de despojos. Oye los sonidos y siente las sensaciones apropiadas a la situación.

Una vez más, es importante que las imágenes sean vívidas. ¿Visualizas los leucocitos de tu sangre con la misma o mayor nitidez que las células cancerosas? ¿O son más vívidas y claras las imágenes del cáncer? Si este es más vívido, como ya hemos mencionado previamente, es posible que sea más fuerte tu creencia en la potencia del cáncer que en la potencia de las defensas de tu cuerpo, y en ese caso necesitas fortalecer conscientemente las imágenes mentales que representen a los leucocitos.

Además, los rasgos que atribuyes a los leucocitos, describen a menudo conflictos psicológicos significativos con los que te estás enfrentando. Por ejemplo, los pacientes que no visualizan a los leucocitos atacando o destruyendo a las células del cáncer tienen habitualmente dificultades para expresar su ira o su agresividad y mucha necesidad de impresionar a los demás. Estos problemas pueden haber contribuido al desencadenamiento de la enfermedad y son un obstáculo en el camino de la recuperación.

Con esto bien presente, piensa que tus glóbulos blancos tienen esas características que consideras más admirables y fuertes en ti.

Imágenes de la limpieza de las células muertas

Como ya hemos dicho, el modo en que visualices la limpieza de las células muertas y moribundas mediante procesos normales y naturales indica tu grado de confianza en el funcionamiento natural de tu cuerpo. Algunos de nuestros pacientes incluyen en sus imágenes mentales alguna forma de intervención mágica o divina para eliminar las células malignas de su cuerpo. Esta es otra forma de representación de su creencia en el poder del cáncer, es decir, incluso cuando las células cancerosas están muertas, siguen siendo tan poderosas que se necesita una intervención especial para que el cuerpo se libere de ellas.

Imágenes del yo saludable

Ya que es el resultado deseado, el modo de visualizarse a uno mismo recuperando la salud, la vitalidad y la energía es importante. Si puedes visualizar la batalla, el cáncer, el tratamiento y los leucocitos de tu sangre, pero tienes dificultades para visualizarte a ti mismo recuperando la salud, es posible que no creas que puedes recuperarte. Intenta visualizarte realizando las actividades que realizarías si estuvieras bien. Imagínate en el momento más saludable de tu vida y crea imágenes del presente sintiéndote de ese modo.

Imágenes de tus metas

El establecimiento de metas (que discutiremos más ampliamente en el capítulo 14) es una fase muy significativa del proceso de visualización. Si tienes dificultades para visualizarte a ti mismo sano, saludable y comprometido en la búsqueda de tus metas, esto puede indicar que dudas de tu capacidad de recuperación. Trata de visualizarte alcanzando tus objetivos y satisfecho por haberlos conseguido.

Dibujos e interpretaciones de las visualizaciones de nuestros pacientes

Queremos pedirte que dibujes una pequeña serie de tus imágenes mentales por una razón muy simple. Los dibujos son un documento sobre tus creencias en un momento determinado, por lo que más adelante podrás comprobar su evolución. En nuestro programa, pedimos a nuestros pacientes que hagan esos dibujos cada tres meses y que después nos los describan en voz alta. Al comparar sus dibujos de la sesión inicial con los de las sesiones siguientes, podemos ver de qué modo se están enfrentando con el cáncer y cómo están cambiando sus creencias. A continuación presentamos las historias de cuatro casos que muestran los cambios experimentados por las imágenes mentales y las creencias con el paso del tiempo.

Betty

A Betty, de treinta y cinco años, se le diagnosticó cáncer de mama en 1973 y se le extirpó quirúrgicamente un pecho. Después tuvo otro cáncer que hizo necesario que se le amputara el otro pecho. Cuando comenzó a trabajar con nosotros en Fort Worth, estaba recibiendo quimioterapia.

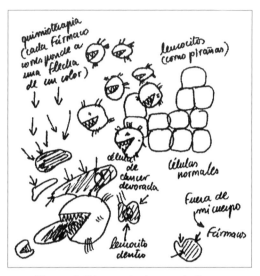

Figura 4. Primeras imágenes de Betty,
que muestran su hostilidad

Las primeras imágenes de Betty (figura 4) dejan pocas dudas sobre la victoria de los leucocitos. Sus dibujos mostraban unos leucocitos de aspecto feroz con dientes afilados y agresivos. Nos contó que eran como pirañas. Nuestra experiencia nos decía que esos dientes afilados solían indicar una sorda ira y hostilidad. A corto plazo era algo que trabajaba a su favor en sus imágenes mentales; a causa de la potencia del símbolo, no había duda de que los leucocitos de su sangre resultarían victoriosos.

Hay otros dos elementos en esas imágenes mentales que consideramos menos positivos. En primer lugar, las células cancerosas son demasiado grandes o el cáncer está dibujado como muy organizado. Es conveniente que los pacientes puedan visualizar estas células de modo individual. Los que no visualizan las células individuales tienen a menudo dificultades para ver los elementos que conforman un problema y suelen estar desbordados por el todo.

El segundo problema de las imágenes mentales de Betty es que la quimioterapia está representada por flechas puntiagudas y afiladas. Este es un símbolo muy común, pero a veces representa miedo al tratamiento y la creencia de que la quimioterapia tiene un efecto nocivo tanto sobre las células normales como sobre las cancerosas. Aunque esta creencia se basa en la experiencia de muchos pacientes, es posible que los efectos secundarios se reduzcan si se representa el tratamiento con otro símbolo, tal como un «ungüento de quimioterapia» sobre las células cancerosas.

En el segundo dibujo de Betty, realizado seis meses después (figura 5), las pirañas siguen presentes, pero los dientes están menos pronunciados —aunque siguen siendo bastante efectivos— y aparecen unos ojos prominentes en ellas que sugieren alerta y posibilidad de establecer una dirección. En esta reunión, Betty parecía mucho menos iracunda y comentó al grupo que había dedicado una buena cantidad de tiempo a trabajar sobre ese aspecto de su vida.

En ese momento, las células cancerosas eran más pequeñas y semejantes a un racimo de uvas, y estaban entrelazadas con las células sanas. Asociaba esta imagen a un gran miedo que había experimentado recientemente. (Hemos observado a menudo que los símbolos similares a racimos y las proyecciones similares a dedos suelen representar miedos.) Al trabajar con Betty, nos dimos cuenta de que además de su miedo consciente a la muerte, y especialmente a morirse sola, también tenía miedo a ponerse bien y a enfrentarse con los problemas que su enfermedad había dejado en suspenso.

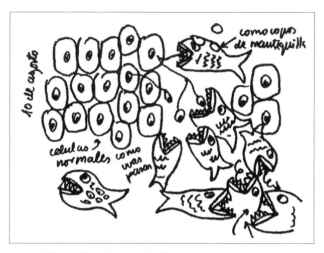

Figura 5. Imágenes de Betty seis meses después

Betty también tenía alguna información errónea sobre las células precancerosas, y en este dibujo las representaba como semejantes a sacacorchos y atacando ocasionalmente a los leucocitos. Pensaba que estas células precancerosas eran capaces de penetrar en las células normales y dañarlas, lo que es médicamente incorrecto.

En la actualidad, Betty está bastante bien, tanto física como mentalmente, y continúa recibiendo terapia psicológica en la ciudad en la que vive.

Jennifer

Jennifer, de treinta años de edad, tenía un cáncer de ovarios muy avanzado y se presentaba a sí misma como una mujer tímida que tenía dificultades de autoafirmación, por lo que no podía satisfacer sus propias necesidades emocionales.

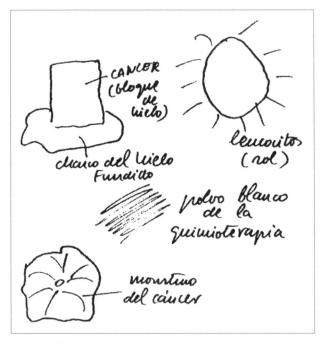

Figura 6. Imagen de Jennifer: primera visita

Cuando le encargamos que hiciera dibujos de sus imágenes mentales, Jennifer realizó dos dibujos diferentes. En el primero (figura 6), representó su cáncer como un cubo de hielo y sus leucocitos como el sol que derretía el hielo. La quimioterapia era un polvillo blanco extendido sobre las células anormales, a las que ella denominaba el «monstruo del cáncer». Obviamente, la palabra *monstruo* describía su pavor y lo que pensaba sobre su fuerza y ferocidad. Su imagen de la quimioterapia era realmente débil: el polvo no supone una amenaza para un monstruo. Aunque el sol (sus leucocitos) podía derretir el hielo, es un símbolo bastante pasivo, con poca intencionalidad o dirección; es decir, cuando el sol brilla, ocasionalmente derrite el cáncer.

Su segundo dibujo (figura 7) la presentaba en una posición aún más desamparada. Su cáncer estaba representado como troncos a la deriva por un río, y un solo hombre, un leucocito, trataba de capturarlos. Si tenía éxito, podría sacar todos los troncos, pero aun entonces nada habría cambiado: seguiría habiendo troncos de cáncer en otro lugar del cuerpo.

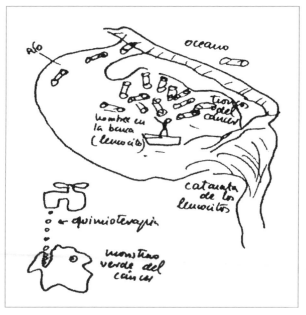

Figura 7. Imagen de Jennifer: primera visita

Con un único leucocito contra tantos troncos, las posibilidades de Jennifer no parecían muy elevadas.

Al dibujo también le falta decisión, potencia y la energía necesaria para deshacer el desbarajuste de su vida. (Las personas que dibujan un único leucocito suelen sentir que si hay que hacer algo en sus vidas, lo tienen que hacer ellas solas, sin ninguna ayuda exterior. Esta idea intensifica su sentimiento de desamparo y desesperanza). La imagen de la quimioterapia seguía siendo débil. Introducía un veneno en el cáncer, que ella continuaba denominando el «monstruo del cáncer», pero no parecía afectarle en gran medida. De hecho, el monstruo tenía una cara humanoide, ojos y boca, lo que indicaba inteligencia y vigilancia para defenderse.

En conjunto, ambos dibujos indicaban confusión, incapacidad de mantener una única imagen y falta de creencia en que la quimioterapia o las defensas de su organismo pudieran alterar significativamente su enfermedad.

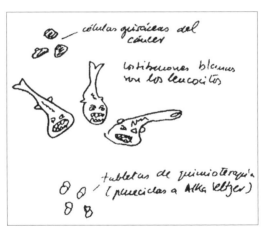

Figura 8. Imágenes de Jennifer
seis meses después

Seis meses después el dibujo de Jennifer (figura 8) mostraba unas claras mejorías. Sus leucocitos eran representados como tiburones blancos con dientes afilados y agresivos. Que Jennifer llegara a mostrar signos de ira o de agresión, y los tiburones son sin lugar a dudas agresivos, era un paso adelante muy significativo. Las células del cáncer eran más pequeñas y menos malévolas. Desgraciadamente, no había interacción entre los tiburones y las células cancerosas; de hecho, aquellos parecían estar dirigiendo su acción contra la quimioterapia (que se parecía notablemente a los «troncos del cáncer» del dibujo anterior).

Estas imágenes se relacionaban estrechamente con lo que estaba teniendo lugar en su vida: estaba aflorando su miedo a la quimioterapia. Aunque los tiburones simbolizaban una parte de ella que la ayudaría a ponerse bien, su agresividad necesitaba ser dirigida al origen del problema, no al tratamiento. A pesar de su miedo a la quimioterapia, su representación simbólica de las sustancias químicas no era muy fuerte: las asociaba con tabletas efervescentes de Alka-Seltzer, un medicamento no muy enérgico, lo que sugería que tenía solo una débil creencia en la potencia del tratamiento. Es más, aunque las tabletas parecían disolverse en el torrente sanguíneo, no había ningún tipo de interacción entre la quimioterapia y el cáncer.

Jennifer estaba mostrando signos de progreso, pero su energía positiva recientemente descubierta seguía, en ese momento, sin estar enfocada en el problema. Sin embargo, ha mejorado rápidamente en los dos últimos años.

Glenn

Glenn, psicólogo clínico de cincuenta años de edad, tenía cáncer de riñón con metástasis en el pulmón y permaneció estable durante cuatro años, por lo que no se le aplicó tratamiento alguno, ya que se consideraba que la quimioterapia era inadecuada para su enfermedad.

En su primer dibujo (figura 9), Glenn mostraba su cáncer rodeado de leucocitos, y su masa se reducía gradualmente hasta llegar a ser una única célula. Durante sus ejercicios tenía dificultades para eliminar la última célula pero, un día que estaba corriendo, pudo imaginar que un leucocito gigante la absorbía y la hacía desaparecer.

Aunque llega a desaparecer el cáncer, hay cierta debilidad en sus imágenes. Los leucocitos parecen trabajar solo en la periferia; se ve poca interacción y solo se acercan a la superficie del cáncer. (Este deseo de permanecer en la superficie del problema indica a veces un deseo de no investigar los detalles de por qué se ha desarrollado la enfermedad).

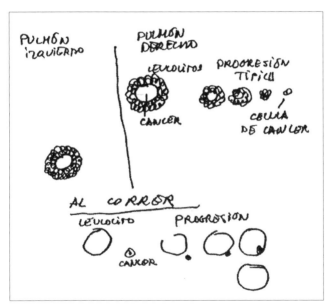

Figura 9. Primer dibujo de Glenn

Además, destruir la última célula cancerosa requiere un tremendo esfuerzo por parte de Glenn: necesita estar corriendo para poder imaginarlo. Parece que esta última célula tuviera alguna característica casi mágica; es un remanente de la enfermedad y una indicación de que sería necesario un enorme leucocito y un acontecimiento extraordinario para liberarse finalmente del cáncer.

Seis meses después, sus dibujos mostraban mayor interacción entre los leucocitos y el cáncer, aunque el tamaño del tumor respecto al de los leucocitos no sugería una victoria aplastante de las defensas del cuerpo. Un leucocito de gran tamaño aparecía de repente y atacaba a la masa del tumor, cuyos fragmentos eran absorbidos por leucocitos normales.

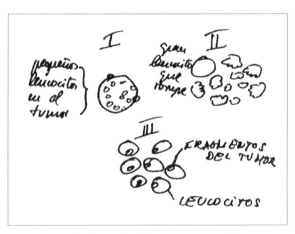

Figura 10. Dibujo de Glenn, seis meses después

Una vez más, el dibujo mostraba que se necesitaba un acontecimiento extraordinario y que hasta entonces el cáncer permanecería intacto. Para nosotros señalaba su falta de deseo de manejar los pequeños componentes de los problemas y su tendencia a esperar el acontecimiento singular que lo arreglaría todo.

Al igual que en sus imágenes, el cáncer de Glenn no ha experimentado regresión, aunque su salud general sigue siendo buena y continúa con su vida como profesor y corredor de fondo.

Charles

Charles era un hombre de negocios con éxito que, poco después de jubilarse con sesenta y dos años, desarrolló un mieloma múltiple, un cáncer de la médula de los huesos. Aunque la enfermedad había sido comprobada en estudios de laboratorio, él no tenía ningún tipo de síntomas, por lo que su médico decidió esperar antes de comenzar la quimioterapia. En la actualidad, tres años después, los informes del laboratorio muestran una disminución de la enfermedad con respecto al momento en que se le dio el diagnóstico, y sigue sin haberse tratado con quimioterapia. Además de participar en nuestro programa, Charles también había recibido psicoterapia durante varios años; uno de los problemas que había abordado en ella era su dificultad para expresar su ira.

Hay fuertes similitudes entre los dos dibujos de Charles (figuras 11 y 12), realizados con casi un año de separación. Ambos muestran su expectación positiva en el hecho de que los leucocitos (tiburones o grandes peces) son claramente superiores al cáncer. La diferencia más espectacular entre los dos dibujos está en su tamaño: mientras que el primero llena casi la totalidad de la página, el segundo ocupa un espacio mucho más reducido e indica la pequeña parte de la vida de Charles que ocupa el cáncer, porque en el momento en

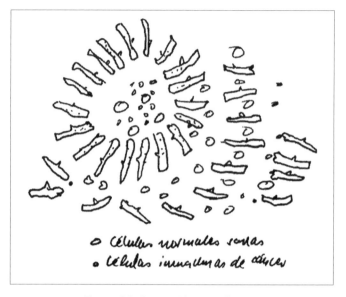

Figura 11. Primer dibujo de Charles

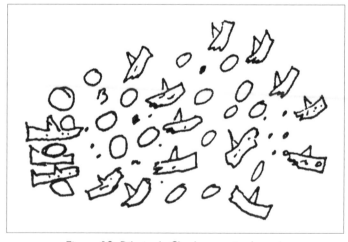

Figura 12. Dibujo de Charles un año después

que los análisis de sangre mostraban la regresión de la enfermedad, no presentaba síntomas físicos de ningún tipo y su forma física ha continuado siendo excelente –de hecho, es capaz, con sesenta y cinco años, de derrotarnos regularmente cuando jugamos al tenis.

Otro signo de progreso era que en su primer dibujo mostraba el cáncer rodeado por los leucocitos en sólida formación; en efecto, el cáncer estaba cercado por una muralla, análoga a las que había utilizado para cercar los problemas de su vida. En el segundo dibujo había menos organización.

Relacionamos estas imágenes con la necesidad menor de Charles de protegerse emocionalmente y con su mayor disposición para interactuar de forma creativa con los problemas de su vida.

La falta de definición de las bocas –el arma principal– de los tiburones sugería una dificultad en el segundo dibujo. Durante el periodo del primer dibujo, Charles estaba muy irritado por la muerte de un amigo muy próximo, y su ira se manifestaba en los dientes afilados y agresivos. Cuando realizó el segundo dibujo, expresaba menos irritación por los problemas de su vida, camino que exploramos con él.

Las imágenes mentales como descripción del yo

Estas interpretaciones de los dibujos de nuestros pacientes tienen en cuenta, tanto como es posible, los problemas emocionales y conflictos psicológicos con los que se están enfrentando. Nosotros llegamos a comprender los dibujos dentro del contexto de lo que sabíamos de la personalidad del paciente y de su situación vital. Por esta razón, representaba un progreso para Betty disminuir la ira y la hostilidad que expresaba con sus peces semejantes a pirañas, al igual que para Jennifer visualizar sus defensas como tiburones. En el caso de Betty, la ira y la hostilidad le hacían rechazar la aceptación, aprobación y reconocimiento que deseaba desesperadamente y que ya tenía esperanzas de conseguir; por su parte, Jennifer, una persona pasiva, necesitaba la energía que suele acompañar a la ira, aunque todavía tenía que aprender a usar su ira de forma positiva.

A menudo podemos usar las imágenes no solo como indicación de las creencias de nuestros pacientes sobre el cáncer, sino también como una descripción de sus situaciones vitales. Al hacer esta interpretación consideramos los símbolos del cáncer como la parte de la persona que quiere morir o que está matándola, y los leucocitos como la parte que desea vivir o que le ayudará a recuperar la salud.

La enfermedad se convierte en una manifestación física de la batalla entablada entre las dos partes del yo: la parte tóxica o autodestructiva y la parte amorosa que apoya la vida. La potencia simbólica del cáncer con respecto a las defensas del cuerpo no es solo una medida de las creencias del paciente sobre la enfermedad, sino asimismo un indicador de la fuerza de su deseo de vivir o de morir.

Nuestros pacientes realizan los dibujos cada tres meses cuando vuelven a Fort Worth para una visita de seguimiento. Aunque son plenamente conscientes de este proceso, siguen creando imágenes reveladoras.

Los animamos a que utilicen todo el proceso, incluyendo sus actitudes hacia las imágenes mentales y los cambios en ellas, como guía de sus procesos psicológicos. Cuando aprenden a preguntarse: «¿Por qué me vienen ahora estas imágenes? ¿Qué cambios indican en mis creencias? ¿Por qué he elegido ver las cosas de este modo en este momento particular?», están participando en el proceso de la expectación y tratando de tenerlo bajo control.

Dedica un tiempo a la relajación y visualización como oportunidad de trabajar en otros aspectos de tu vida. Durante las primeras semanas y meses, coloca el énfasis en la recuperación de la salud. Obviamente, sin salud, la capacidad de concentración en otros problemas queda muy limitada. Pero a medida que comiences a recuperar la salud, te instamos a que estudies el modo de aplicar el proceso a la amplia gama de los problemas que trae la vida. Como ya hemos señalado, las imágenes mentales de las expectaciones positivas, que es también el principio de las profecías que se cumplen a sí mismas, pueden ayudarte a triunfar en una cantidad ilimitada de direcciones.

13

SUPERAR EL RESENTIMIENTO

Los procesos que ayudan a la gente a superar el resentimiento, a expresar sentimientos negativos y a perdonar errores pasados (ya sean reales o imaginarios) pueden llegar a ser una parte importante de la medicina preventiva del futuro. Y como los pacientes de cáncer suelen tener resentimientos sin resolver y otras ataduras emocionales con el pasado (como hemos visto, el sentimiento de abandono o rechazo por parte del padre, de la madre, o de ambos, puede ser un antecedente del desarrollo del cáncer), resulta esencial ayudarles a que aprendan a liberarse del pasado para que intenten recuperar la salud.

No solo experimentamos estrés cuando tenemos una experiencia que crea resentimiento, sino cada vez que recordamos la situación. Este estrés encerrado o a largo plazo y la tensión que resulta pueden producir serias inhibiciones de las defensas naturales del cuerpo, tal como nosotros y otros investigadores hemos observado.

El resentimiento no es lo mismo que la ira: la ira suele ser una emoción sencilla y de corta duración (con la que todos nosotros estamos familiarizados), mientras que el resentimiento es un proceso a largo plazo que renueva el estrés.

Supón, por ejemplo, que vas en automóvil por una calle y que un coche lleno de adolescentes que viene en dirección contraria casi choca contigo. Experimentas una reacción de estrés: el corazón comienza a latir más rápidamente, la respiración se acelera, la adrenalina fluye y así sucesivamente. De forma gradual, se dan dos emociones: la primera es miedo y la segunda, ira por la forma negligente de conducir de los otros. Ambas reacciones son normales.

Sin embargo, cuando la situación ha pasado, nuestras acciones y nuestras reacciones se hacen cada vez más significativas. Una respuesta a esta situación sería parar a los jovencitos y reprocharles su forma de conducir. Si se disculpan o explican por qué estaban conduciendo de esa forma tan descuidada —tal vez porque se encontraban en una situación de emergencia o porque llegaban tarde al trabajo—, la ira se disipará probablemente. No obstante, esta forma de resolución de la situación no se suele dar en la práctica.

Cuando no hay ninguna acción posible para expresar las emociones conectadas al acontecimiento pasado, como con los jóvenes descuidados, la ira puede generalizarse hacia otros jóvenes que van en otros coches (o incluso hacia otros conductores en general) por lo que conservamos la ira que sentimos en el momento del suceso inicial. Si estos sentimientos no son liberados, suelen conducir a resentimiento y estrés.

Algunas personas se permiten resentimientos de fuentes muy diversas durante un gran número de años. Muchos adultos arrastran esos sentimientos como consecuencia de experiencias de la infancia que recuerdan con gran detalle. Estos recuerdos pueden hacer referencia a una falta de cariño de los padres, a actos específicos de crueldad paterna o a innumerables experiencias dolorosas. Quienes arrastran esos resentimientos recrean el acontecimiento o los acontecimientos dolorosos en sus cabezas. Pueden incluso durar hasta después de la muerte del ofensor.

Al margen de que esos sentimientos fueran justificados cuando la experiencia tuvo lugar, continuar acarreándolos supone unos costes físicos y emocionales tremendos. Si abrigas tales sentimientos, conviene que reconozcas que eres tú —no la otra persona— la causa última de tu propio estrés.

TÉCNICAS PARA PERDONAR VIEJOS AGRAVIOS. NUESTRA PROPIA EXPERIENCIA

Es preciso saber que es necesario liberarse del resentimiento y perdonar; otra cosa es encontrar un modo efectivo de hacerlo. Los líderes religiosos de todas las confesiones y los filósofos de casi todas las escuelas defienden la idea del perdón. No necesitarían hacerlo si perdonar fuera fácil. Pero tampoco lo sugerirían si fuera imposible.

Un libro de Emmet Fox, titulado *El Sermón de la Montaña*, nos enseñó un proceso específico y práctico para perdonar (lo describiremos dentro de un momento). A primera vista, el proceso parece muy simple. Esencialmente consiste en ser consciente de la persona hacia la cual se siente resentimiento y en imaginar que le suceden cosas buenas. Nosotros nos preguntábamos si sería efectivo, pues parecía negar la validez de los propios sentimientos, y el reconocimiento de esa validez es un elemento esencial para la satisfacción de las propias necesidades. Sin embargo, decidimos ponerlo a prueba.

Al principio, descubrimos que es difícil imaginar que le sucede algo positivo a alguien hacia el que sentimos ira y hostilidad. Pero a medida que seguimos utilizando el proceso, empezamos a tener una perspectiva diferente sobre nuestra relación con esa persona y sobre su comportamiento. Es posible que sigamos sin aprobar el modo en que una persona se ha comportado en una situación determinada pero, tras usar el proceso, podemos llegar a entender mejor la situación y comenzamos a tomar en consideración el modo en que hemos contribuido a ella.

Con el paso del tiempo, a medida que repetíamos el proceso de visualización —especialmente en los momentos en que nos dábamos cuenta de que estábamos recreando la situación generadora de estrés—, empezamos a tener éxito en la representación de cosas buenas que le sucedían a la otra persona y nos sentíamos mejor por ello. Además, cualquier contacto posterior con esa persona se hacía más relajado y agradable. El proceso de visualización para superar el resentimiento nos ha ayudado a aliviar un estrés que habíamos llevado con nosotros durante mucho tiempo. No negaba nuestra respuesta original de ira y dolor, pero conseguíamos una comprensión y una actitud nuevas que nos aliviaban de nuestra incomodidad. Los beneficios estaban claros.

IMÁGENES MENTALES PARA SUPERAR EL RESENTIMIENTO

A continuación presentamos el proceso de visualización que nosotros utilizamos. Antes de aplicarlo quizás te convenga identificar adecuadamente a los destinatarios del proceso. No son difíciles de detectar. Si te das cuenta de que estás alimentando un viejo agravio, de que estás volviendo a vivir un viejo episodio que te causó estrés, de que estás pensando una y otra vez en lo que deberías haber dicho o hecho, de que estás recordando la conducta reprensible de la otra persona... está claro que albergas sentimientos sin resolver sobre una experiencia que puedes manejar usando la técnica de Emmet Fox. Así es como funciona:

1. Siéntate en una silla cómoda, con los pies en el suelo, y cierra los ojos.
2. Si te sientes tenso o distraído, usa la técnica de relajación del capítulo 11 para prepararte.
3. Hazte una clara representación en tu mente de la persona hacia la que sientes resentimiento.
4. Imagina que a esa persona le suceden cosas agradables. Imagínala recibiendo amor, cuidados o dinero, cualquier cosa que la persona considerara bueno.
5. Estate atento a tus propias reacciones. Si tienes dificultades para imaginar esas cosas agradables, ten en cuenta que es una reacción natural. Será más fácil con la práctica.
6. Piensa en tu papel en la escena productora de estrés y en cómo reinterpretarías el acontecimiento y el comportamiento de la otra persona. Imagina la situación desde su punto de vista.

7. Sé consciente de que te sientes mucho más relajado, mucho menos resentido. Dite mentalmente que
llevarás esta nueva forma de comprensión contigo.
8. Ya puedes abrir de nuevo los ojos y continuar con tus
actividades habituales.

Este proceso de visualización completo puede durar
menos de cinco minutos. Úsalo siempre que te des cuenta
de que estás rememorando un episodio desagradable, doloroso o irritante de tu vida pasada. Puede que haya meses en
que no necesites utilizarlo en absoluto y puede que haya días
en que tengas que emplearlo media docena de veces.

Incluso puedes usarlo en el momento en que esté ocu-
rriendo una situación desagradable. Por ejemplo, si se da
un caso similar al de los adolescentes del automóvil, puedes
imaginarlos llegando al lugar a donde vayan, divirtiéndose o
teniendo éxito en sus estudios o en el deporte. Puedes reme-
morar tu propia adolescencia y las cosas alocadas que solías
hacer, con lo que tendrás incluso mayor comprensión de los
tipos de estrés de los adolescentes.

EXPERIENCIAS DE NUESTROS PACIENTES CON LAS IMÁGENES MENTALES SOBRE EL RESENTIMIENTO

Hemos observado frecuentemente a lo largo de los últimos años que después de que nuestros pacientes han perdo-
nado a los demás, tienen que aprender a perdonarse a sí mismos por su participación en los acontecimientos y por haber
contribuido a la incomodidad y al estrés que los siguieron.
Este puede ser un proceso especialmente importante para las
personas que tienen algún tipo de malignidad, pues a veces

se sienten víctimas en un ciclo de culpa-resentimiento por haber contraído la enfermedad y haber proporcionado dolor y estrés a sus familias. Los tres ejemplos siguientes pueden clarificar cómo tiene lugar el proceso.

Edith

Edith, de cincuenta y tres años de edad, tenía cáncer de pecho que se había extendido a los huesos e intestinos. De niña estaba muy orgullosa de su padre, un hombre encantador y de mucho éxito, pero sentía que su madre acaparaba la atención de este y que no quedaba nada para ella. Sentía hostilidad hacia su madre y competía con ella por el amor de su padre.

Cuando Edith tenía unos cuarenta años, su padre murió de cáncer. Tuvo un enorme sentimiento de pérdida por su muerte y se sintió responsable del cuidado de su madre, que era bastante mayor y vivía en una residencia. Su madre se quejaba amargamente si Edith no la visitaba a diario, e incluso aunque la visitara de forma regular, invariablemente le evocaba sentimientos de culpa e insuficiencia. Edith no solo tenía que hacer frente a los inconvenientes y al desasosiego emocional que le suponían atender a su madre, sino que se sentía obligada a enfrentarse con antiguos sentimientos de resentimiento aún sin resolver. Poco después de la muerte de su padre, desarrolló cáncer de mama.

Después de que tomara conciencia de su resentimiento, le sugerimos que visualizara que a su madre le sucedían cosas buenas. Al practicar este ejercicio varias semanas, amplió sus perspectivas sobre la soledad de su madre, especialmente desde que se quedó viuda, y comenzó a ver que sus demandas y quejas no se dirigían personalmente a ella, sino que procedían de sus miedos y frustraciones. También tomó conciencia de sus propios sentimientos de inseguridad e incapacidad generados por la muerte de su padre.

Como resultado de estos reconocimientos, Edith pudo tomar sus decisiones sobre visitar o no a su madre sin sentirse culpable cuando no lo hacía. También descubrió que cuando reaccionaba de un modo menos defensivo frente a los comentarios de su madre, el comportamiento de esta se hacía más amable. Un beneficio adicional de la resolución de sus sentimientos con su madre fue que Edith pudo comenzar a comunicarse de un modo más satisfactorio con sus propios hijos.

Edith ha experimentado una remisión espectacular en sus muy extendidas metástasis y ha llevado una vida muy activa en los últimos tres años.

Betty

Betty, de quien ya hablamos en el capítulo 12, estaba sintiendo mucha ira y hostilidad. Protestaba rápidamente por cualquier cosa —la temperatura de la sala, la calidad de la comida, porque alguien le preguntara por qué fumaba y así sucesivamente—. Después de un conflicto muy llamativo con un miembro de nuestro personal, comenzó a emplear la visualización de imágenes mentales para vencer el resentimiento y descubrió que tenía una lista interminable de cosas por las cuales podía sentirse resentida. A decir verdad, incluso se dio cuenta de que buscaba las dificultades de los demás para sentir resentimiento por ellas. Por ejemplo, en la residencia de nuestro centro de tratamiento, averiguó que la cocinera y su marido estaban disgustados con el director del centro y que pensaban despedirse, y trajo sus resentimientos a las reuniones de nuestro grupo.

A medida que tomó conciencia del papel de estos sentimientos en su concepción de la vida, reconoció que la había aprendido de su madre, cuya actitud era como si «todo el mundo estuviera contra ella» (la madre de Betty, dicho sea de paso, había muerto de cáncer de mama).

Volvimos a trabajar con ella después de que hubiera usado sus ejercicios de visualización contra el resentimiento durante seis meses, y rápidamente nos dimos cuenta de que había cambiado de un modo muy significativo. Poco a poco, había aprendido a sorprenderse a sí misma cuando empezaba a recoger resentimientos de los demás y se dio cuenta de que, incluso aunque existieran injusticias, estaba dañando su propia salud yendo siempre en su búsqueda. La expresión de su cara se había suavizado, era más directa en su forma de expresar sus sentimientos y se sentía menos deprimida y ansiosa. Las pruebas psicológicas que le hicimos indicaron asimismo que pasaba menos tiempo reprimiendo y negando sus sentimientos, que era más resistente y que, en general, se sentía mejor consigo misma.

Ellen

A los treinta y dos años, Ellen tenía cáncer de mama con metástasis en los huesos. Durante su trabajo inicial con nosotros, empezó a darse cuenta de que había pasado una parte muy importante de su vida acusando a sus padres, especialmente a su madre, por haberla dañado psicológicamente en su infancia. Los acusaba de todo el dolor de su vida y del daño que ahora había percibido.

Cuando le pedimos que usara la visualización contra el resentimiento y que nos informara al respecto, dijo que al principio experimentaba mucha dificultad en visualizar a su madre. Después, tras forzarse a sí misma a visualizarla y a ver que le sucedían cosas buenas, descubrió que en realidad estaba irritada consigo misma por haber destrozado su propia vida. Se dio cuenta de que había utilizado el resentimiento hacia su madre como excusa para evitar hacer frente a su ira contra sí misma y vio que la persona que realmente necesitaba perdonar era ella misma.

Ellen comenzó a visualizarse dándose abrazos, viendo que le sucedían cosas agradables en la vida. Cambió notablemente. Mientras que antes mostraba pocas emociones y solía sentirse muy deprimida, ahora empezó a exteriorizar signos de vitalidad y energía.

Comenzó a usar sus sentimientos hacia su madre como retroalimentación. Siempre que se notaba rumiando viejos resentimientos contra su madre, sabía que estaba disimulando su enfado consigo misma. En esas ocasiones, se visualizaba a sí misma con más autoaceptación y responsabilidad para resolver sus problemas. Un año después, las pruebas psicológicas indicaban que había experimentado una mejoría psicológica considerable. También su salud física había mejorado mucho. En la actualidad es muy activa y sin evidencias de la enfermedad.

MEJORAR LA PERSPECTIVA SOBRE EL RESENTIMIENTO

El ejercicio de visualización contra el resentimiento no es un modo de evitar expresar sentimientos auténticos al cambiarlos por imágenes positivas poco naturales. Se trata de un modo de mejorar la perspectiva sobre los viejos agravios y de aliviar sus dañinos efectos secundarios. Tras usar el proceso repetidamente, nuestros pacientes han mostrado –tanto por sus informaciones subjetivas como por pruebas psicológicas objetivas– *menos* tendencia a reprimir y negar sus sentimientos. Los manejan de un modo más efectivo y, como resultado, experimentan menos estrés y tensión.

Como no es sencillo cambiar sentimientos negativos por positivos, supone un gran esfuerzo visualizar que a una persona contra la que sentimos resentimiento le sucede algo positivo. Pero en ese intento empezamos a confrontar nuestro papel al reaccionar frente a la situación dolorosa como lo hicimos. Se puede también descubrir, como han descubierto muchos de nuestros pacientes, que parte del resentimiento hacia otra persona puede venir motivado por el hecho de haber reaccionado de un modo que no se aprobaba, y se desearía haberlo hecho de forma diferente.

Quizás descubras que, a pesar de intentarlo vehementemente, no consigues realizar las visualizaciones. Esto suele indicar que tienes interés en continuar resentido: te supone, de una manera u otra, algún beneficio. Tal vez te permita seguir interpretando el papel de víctima, papel gracias al cual puedes compadecerte sin tener que asumir la responsabilidad de cambiar tu vida. O puedes encontrar que has cargado con el resentimiento un largo periodo de tiempo porque te resulta difícil aceptar el hecho de que te sentiste dañado o enfadado en la primera ocasión y continúas resentido contra la otra persona por hacerte sentir de ese modo.

Para firmar la paz con el comportamiento de otra persona, es preciso estudiar con detalle nuestro comportamiento.

Si eres capaz de perdonarte a ti mismo, también puedes perdonar a los demás. Si no perdonas a los demás, suele ser porque te resulta imposible extender el perdón a ti mismo.

Además de que liberarse del resentimiento alivia al cuerpo del estrés, también supone una sensación de realización al comenzar a cambiar los sentimientos que rodeaban a los viejos acontecimientos; asimismo, se reconoce una nueva sensación de libertad y de control al descubrir que ya no se es una víctima de los sentimientos. Al permitir que la energía bloqueada por el resentimiento vuelva a ser dirigida hacia decisiones constructivas, se está más cerca de un tipo de vida que vale la pena vivir. Estas ganancias aumentan la capacidad del cuerpo de eliminar el cáncer y de mejorar de un modo espectacular la calidad de vida.

14

CREAR EL FUTURO:
ESTABLECIMIENTO DE METAS

Cuando estaba estudiando la especialidad en la facultad de medicina, Carl se sintió interesado en por qué algunos pacientes respondían particularmente bien al tratamiento. Buscando la respuesta, se entrevistó con estos pacientes en la clínica en la que estaban internados y descubrió una gran similitud en sus respuestas: todos tenían razones muy poderosas para desear vivir, podían detallarlas y sentían que esa intensa dedicación a su objetivo era la explicación de su desacostumbrado progreso positivo.

Estas razones o metas abarcaban desde un fuerte deseo de concluir un importante negocio o recoger la cosecha esa temporada hasta una ferviente necesidad de comunicar a los hijos ciertos mensajes útiles cuando llegaran a la madurez, para que pudieran funcionar como adultos independientes. Lo importante era que estas metas tenían un significado especial para ellos... tan fuerte como para intensificar su deseo de vivir. Estas observaciones y otras análogas hicieron que Carl tomara conciencia de que tener una gran dedicación a alguna meta significativa podría ser una fuente muy importante de la fuerza interior que un paciente de cáncer necesita para recuperar la salud.

Se requiere un gran valor para vivir de un modo que haga que la vida valga la pena después de haber recibido un diagnóstico de cáncer. Se requiere valor porque, si la vida vale la pena, eso significa que hay mucho que perder. Mucha gente cree que si les dijeran que tienen una enfermedad posiblemente mortal, harían todo aquello que habían estado postergando, serían todo lo que no habían podido ser, vivirían los meses que le quedaran hasta la saciedad. Lo cierto es que la mayoría suele hacer lo contrario: dejan de vivir. La vida les parece neutra, condicionada. Quizás sea una preparación inconsciente a la muerte, pues la vida se vive al ralentí, de modo que su pérdida no parece muy importante.

Cuando el paciente de cáncer tiene miedo a causa de su posible próxima muerte, tiende a sentir que todos los recursos familiares que se están empleando en mejorar su calidad de vida deben ser utilizados para otra persona que «vaya a durar más». Pero Carl descubrió que los que «duran más» son precisamente los que hacen que la vida valga más la pena al invertir parte de sí mismos en algo que dé valor y significado a sus vidas.

BENEFICIOS DE ESTABLECER METAS

A lo largo de este libro, hemos señalado que las personas que ignoran continuamente sus necesidades emocionales pagan físicamente por ello. La buena salud, por el contrario, es el resultado de tener en cuenta las propias necesidades –mentales, físicas y emocionales– y de trasladar esta conciencia a la acción. La herramienta más efectiva que hemos encontrado para que nuestros pacientes lleven a cabo una acción positiva y específica es pedirles que establezcan nuevas metas en su vida. Para algunos de ellos, ha sido la primera vez que han formulado conscientemente sus razones para vivir.

Al pedir a nuestros pacientes que establezcan metas, les ayudamos a expresar sus razones para vivir, restableciendo así su conexión con la vida. Es un modo de decir que hay cosas que se desean conseguir de la vida y que es necesario hacer un esfuerzo para lograrlas. Es un modo de transformar las necesidades emocionales, mentales y físicas en un comportamiento que reafirme la vida, de volver a hacer una inversión en la vida. El deseo de vivir es más fuerte cuando hay algo por lo que vivir.

El establecimiento de metas tiene muchos otros beneficios significativos para el paciente de cáncer:

1. **EL ESTABLECIMIENTO DE METAS PREPARA MENTAL Y EMOCIONALMENTE PARA ACTUAR SEGÚN LA PROPIA DECISIÓN DE RECUPERAR LA SALUD.** Con las metas se está afirmando que se *espera* la recuperación.

2. **EL ESTABLECIMIENTO DE METAS EXPRESA CONFIANZA EN LA CAPACIDAD DE SATISFACER LAS PROPIAS NECESIDADES.** Se está afirmando que se está a cargo de la propia vida. Se está actuando sobre la vida en lugar de actuar sobre cosas fuera de control. La importancia de esta postura autoafirmativa estriba en que contrapesa la actitud de

desesperanza y desamparo que contribuye a las condiciones fisiológicas que permiten que el cáncer pueda llegar a presentarse.

3. **LA POSTURA DE ESTAR A CARGO DE LA VIDA CONSTRUYE UNA AUTOIMAGEN POSITIVA.** El establecimiento de metas y el trabajo para conseguirlas afirma la importancia de uno mismo y de las propias necesidades. Cuando se aceptan las propias necesidades y se trabaja para satisfacerlas, se está afirmando que se es una persona que vale la pena.

4. **EL ESTABLECIMIENTO DE METAS PROPORCIONA UN FOCO AL QUE DIRIGIR LA ENERGÍA. ESTABLECE PRIORIDADES.** Cuando la vida parece condicional, las metas dan una dirección y razones para vivir.

A veces encontramos pacientes que se resisten a establecer metas. Quizás duden de su capacidad para alcanzar sus objetivos y teman al «fracaso». O tal vez conozcan individuos «con metas claras» que les parecen fríos y que solo piensan en sus objetivos. O pueden pensar que no tiene sentido establecer metas que no esperan poder alcanzar.

Para estos pacientes, queremos señalar que el valor primario del establecimiento de metas reposa en la conveniencia de estar implicados en la vida cotidiana y dedicados a lograr objetivos que valgan la pena, tanto si se alcanzan como si no. Es el *proceso* de desear alcanzar los objetivos, y no el hecho de conseguirlos, lo que da significado a la vida. Con respecto a la segunda objeción, los individuos no son fríos u obsesivos porque *tengan* metas, sino más bien porque sus metas están desequilibradas; quizás dediquen poco tiempo a los valores humanos. Y, por último, la creencia de que no se vivirá lo suficiente para alcanzar las metas, como ya hemos visto repetidamente a lo largo de este libro, puede ser un inhibidor importante de la recuperación. (Más adelante, en este mismo capítulo, daremos algunas sugerencias para afirmar que es posible vivir y alcanzar las metas.)

Las metas son simplemente instrumentos para enfocar la energía en direcciones positivas. A medida que cambian las prioridades se pueden modificar, añadir metas nuevas y rechazar las que no se deseen. Una meta no es más que una declaración de las necesidades presentes tal y como se perciben. *Tú* eres responsable de comprender tus propias necesidades y de establecer metas razonables para tu satisfacción. Y a medida que te movilizas para alcanzar aquello que realmente te importa, estás haciendo una inversión consciente de tu propia vida, lo que constituye el paso más importante en la dirección de la salud.

Determinación de las metas: líneas generales

Algunas personas tienen muy claros sus objetivos. Para otras, como ya hemos dicho, plantearse la pregunta «¿qué es lo que *yo* quiero de la vida?» es casi literalmente una experiencia nueva. Muchos pasan tanto tiempo satisfaciendo las expectativas de sus padres, cónyuge, hijos, amigos y jefes que no están seguros de lo que quieren para ellos mismos. Y personas que pueden haber tenido claros sus deseos y necesidades en el pasado tal vez se sientan confundidas sobre sus metas cuando cambian las circunstancias. Cualquiera que sea su situación actual, el enfoque que damos a continuación te puede ayudar a definir metas apropiadas para ti. Prueba cada punto hasta que encuentres con los que estás más de acuerdo:

1. **REVISA LOS «BENEFICIOS» DE TU ENFERMEDAD.** En el capítulo 10 describimos los beneficios que la gente obtiene de la enfermedad, tales como darse permiso para evitar responsabilidades, trabajo o hacer lo que quieren otras personas. Las necesidades emocionales implícitas en esos beneficios son legítimas, pero el problema actual del paciente consiste en desarrollar un medio *diferente de la enfermedad* para satisfacer esas necesidades.

   Si, por ejemplo, uno de los beneficios era que la enfermedad te permitía pasar un mayor tiempo a solas pensando, sin la distracción de los niños, del trabajo, etcétera, puedes establecer la meta de dedicar unas cuantas horas cada semana simplemente para ti mismo. Si la enfermedad te ha proporcionado un aumento del cariño y de los cuidados de tus amigos, puedes establecer la meta de comer, cenar o jugar al tenis con tus amigos con regularidad. Usa los beneficios como punto de partida para ayudarte a descubrir lo que realmente quieres para ti mismo.

2. **PLANTÉATE PREGUNTAS DE «SUPERVIVENCIA».** Otra manera de identificar lo que realmente es importante para ti consiste en considerar la posibilidad de que tus metas, tus razones para vivir, pueden ser las que supongan la diferencia entre vivir o morir. Plantéate preguntas de «supervivencia» del tipo: «Si me estuviera agarrando a la vida como a un clavo ardiendo, ¿qué desearía tanto que haría que valiera la pena seguir agarrándome?» o, «¿Qué es lo que quiero hacer hoy que me compense para salir de la cama?». Aquello que sea tan importante que pueda determinar si deseas o no sobrevivir es el nivel básico

desde el cual puedes desarrollar tus metas. Pero no te sorprendas si las respuestas no te vienen de inmediato. Toma la determinación de seguir planteándote estas preguntas destinadas a revelar cuáles son las metas que deseas.

3. **Plantéate preguntas de «crecimiento».** El doctor Art Ulene, en su libro *Sentirse bien*, sugiere comenzar el proceso del establecimiento de metas con la pregunta: «¿Qué quiero hacer cuando crezca?». Esta pregunta es válida independientemente de la edad. Si la gente naturalmente crece y cambia, pero continúa desempeñando viejos papeles sin cuestionárselos, esos papeles suelen llegar a ser rancios e insatisfactorios. El objetivo de esta pregunta, por consiguiente, es forzarte a considerar lo que *tú* quieres de la vida ahora, con independencia de los papeles pasados, expectativas sociales, etcétera.

Sugerencias específicas para las metas

Antes de que escribas tus metas, nos gustaría que tomaras en consideración algunas sugerencias específicas para establecer las metas que han ayudado a nuestros pacientes a definir objetivos satisfactorios y que puedan ser alcanzados:

1. **Escribe metas equilibradas para lo que desees, incluyendo actividades que te supongan una realización y que sean placenteras.** Naturalmente, todas las metas dependen de las preferencias del individuo, pero la cualidad esencial que nosotros buscamos en las de nuestros pacientes es que satisfagan el *equilibrio* de todas las necesidades: físicas, intelectuales y emocionales.

Te animamos a que incluyas metas dirigidas a tu realización en la vida –crecimiento personal, relaciones con los demás y planes financieros–, metas enfocadas a actividades placenteras –ten presente que al menos la mitad de estas metas cuesten poco dinero– y metas enfocadas al ejercicio físico.

Hemos encontrado que muchas personas escriben demasiadas metas orientadas exclusivamente al mundo laboral y tienden a ser «adictas al trabajo». Con mucha frecuencia el mensaje subyacente en esa conducta es: «Tengo que justificar mi existencia por la labor que realizo; no valgo nada fuera de mi trabajo». También, a veces, se establecen metas que se encuentran en clara contradicción con el modo de vida. Un paciente nuestro, un fiscal de éxito, era obsesivo con respecto a su trabajo; su semana laboral «normal» era de seis días de duración, con un horario de casi dieciocho horas diarias. Cuando trabajó con sus metas, se dio cuenta de que necesitaba equilibrar esta faceta con otras actividades placenteras. Pero cuando estableció sus metas, estas eran navegar dos veces a la semana, pescar una vez a la semana y aprender a montar en moto. Sus nuevas prioridades estaban tan poco equilibradas como lo había estado su anterior modo de vida.

Si has descuidado completamente el ocio en aras del trabajo, una de tus metas debe ser realizar algunas actividades placenteras. Si has pasado muchos años criando a tus hijos y dirigiendo tu hogar, una actividad nueva y satisfactoria podría ser el compromiso con alguna organización política o religiosa. Evalúa dónde has enfocado tus energías en el pasado y escribe metas que satisfagan las partes descuidadas de tu vida.

2. **ESTABLECE METAS CONCRETAS Y ESPECÍFICAS.** Cuando los pacientes dan el primer paso en esta dirección de apuesta por la vida, a pesar de esa enfermedad que amenaza las suyas, es importante que consigan resultados que les hagan sentirse realizados y que afirmen su control sobre sus vidas. Por esta razón, las metas deben ser tangibles, de modo que esté claro cuándo han sido alcanzadas. Evita establecer metas vagas y difusas del tipo: «Quiero tener más dinero». En lugar de eso, establece tu meta en términos concretos, específicos, que puedan ser comprobados.

    Si tu meta es «tener más dinero», incluye las actividades específicas que relaciones con tener más dinero, como, por ejemplo, «pedir una subida», «conseguir un trabajo de media jornada» o «presentar un informe de tus capacidades a veinticinco posibles empresarios». Si tu objetivo es «ser más consciente de tus propios sentimientos», puedes establecerte como meta leer libros de psicología, hablar de tus sentimientos con algún amigo íntimo o visitar a un psicoterapeuta. Mejor que establecer como meta «ser más querido», puedes proponerte pasar quince minutos al día con cada uno de tus hijos. Siempre que sea posible, haz que tus metas abstractas sean tangibles, de modo que puedas tener la satisfacción de saber cuándo las has alcanzado.

3. **ESTABLECE METAS MESURABLES.** Una vez que hayas definido el comportamiento específico y concreto necesario para conseguir tus metas, indica cuánto habrá que

hacer para tener la sensación de realización: por ejemplo, ganar 10.000 euros más, correr tres veces a la semana, asistir a una clase de educación para adultos.

También, como incentivo, puedes planificar tus actividades de modo realista. Pero ten en cuenta cuando lo hagas que casi todas las cosas de la vida necesitan más tiempo para ser realizadas que el que solemos pensar. Regálate el tiempo necesario.

4. **ESTABLECE METAS REALISTAS.** Igual que se puede fracasar cuando se establecen metas que no son realistas en términos del tiempo que se precisa para alcanzarlas, también se puede fracasar si se intentan alcanzar muchas simultáneamente. Hay que tener en cuenta las propias capacidades y experiencia. Las creencias de la gente sobre lo que es posible son muy diferentes, pero es importante lograr algunos éxitos con metas realistas.

5. **ESTABLECE METAS QUE SE ENCUENTREN DENTRO DE LO QUE TÚ PUEDAS CONSEGUIR.** Una paciente nuestra estableció como meta ser abuela... algo maravilloso pero fuera de lo que ella podía conseguir, pues dependía de las acciones e intenciones de su hija y de su yerno. Esto es, igualmente, un plan condenado al fracaso. Establece metas que tengan que ver con *tu* comportamiento, y no con el comportamiento esperado de los demás.

6. **NO TENGAS MIEDO A SOÑAR.** Una idea aparentemente poco práctica puede llevar a una idea práctica. Recuerda tus éxitos y placeres del pasado. ¿Hay cosas que solías hacer y que te daban una gran satisfacción? ¿Hay errores del pasado que te podrían servir hoy de guía para establecer las metas actuales? A veces charlar con los amigos

sobre las metas puede ayudar a que estas se clarifiquen, pero asegúrate de que la charla no implica la adopción de las metas *de ellos* o el cambio de las tuyas para satisfacer sus expectativas.

ESTABLECER METAS Y ACTUAR PARA ALCANZARLAS

Con estas guías sobre cómo establecer y alcanzar tus metas, toma un papel y escribe algo para ti mismo. Pedimos a nuestros pacientes que escriban tres metas que deseen alcanzar en el plazo de tres meses; otras tres, en el plazo de seis meses, y otras tres, en el plazo de un año. Las metas a corto plazo se refieren a objetivos de placer y gratificación inmediatos mientras que las que son a más largo plazo se refieren a objetivos que necesitan más tiempo para ser alcanzados, con lo que se está afirmando la confianza en vivir el tiempo necesario para conseguirlas. El proceso sirve para comenzar a asumir responsabilidades en la consecución de metas pequeñas y específicas, y luego, tras algunos éxitos, ampliar el campo de la responsabilidad personal.

El establecimiento de metas a largo plazo puede ser a veces algo frustrante y causante de ansiedad, porque se ve la distancia que existe entre el objetivo deseado y la situación actual. Sin embargo, describir los pasos específicos que hay que dar para alcanzar la meta muestra las actividades precisas que hay que realizar para conseguirlo. Desmenuzar los objetivos incluso a más largo plazo en sus componentes elementales hace que cada paso sea más fácil de manejar y que el resultado final esté a nuestro alcance.

Los pasos que hay que dar no son actos capitales o grandes decisiones, sino una serie de pasos modestos y asequibles.

Si una meta consiste en ir a Waikiki durante tres semanas, por ejemplo, las acciones específicas podrían ser solicitar en la agencia de viajes folletos sobre Hawai, abrir una cuenta de ahorro para depositar el dinero para el viaje, charlar con amigos que hayan ido a Hawai sobre su viaje, buscar vuelos chárter u otros medios de transporte, solicitar en el trabajo las vacaciones para el tiempo deseado, etcétera. Cada paso por separado afirma la expectación, la intención, y, en último término, llevará al objetivo. En otros casos, si no se sabe qué pasos precisos hay que dar, la primera acción específica podría consistir en investigar los diferentes modos de alcanzar esa meta.

Refuerzo de las metas con las imágenes mentales

Hemos observado que el proceso de relajación y visualización es un instrumento efectivo para fortalecer las creencias de los pacientes en que pueden alcanzar sus metas. El proceso se comienza con la técnica combinada descrita en el capítulo 11, solo que en esta ocasión la elaboración de imágenes mentales consiste en visualizar la meta *como si ya se hubiera conseguido*, y después contemplar en la pantalla mental todos los pasos necesarios para lograrla.

Imaginar que ya se ha conseguido la meta fortalece la expectación de que el acontecimiento deseado se produzca y repasar mentalmente los pasos precisos para ello puede incluso sugerir caminos alternativos para llegar a la meta. Si se descubren tales alternativas, puede ser conveniente cambiar la lista de acciones específicas con el fin de que sea lo más adecuada posible para alcanzar esa meta.

A continuación describimos el proceso de imágenes mentales para reforzar las metas. Tómate el tiempo necesario para seleccionar en este momento una de tus metas y lee los pasos lentamente. Al igual que en los otros procesos de imágenes mentales, resulta útil grabar los pasos de la actividad o tener a alguien que los lea las primeras veces que realices el proceso.

1. Usa el proceso de relajación del capítulo 11.
2. Selecciona la meta con la que desees trabajar.
3. En tu pantalla mental, imagínate con la meta ya alcanzada.
4. Experimenta los sentimientos que tendrías con tu recién alcanzada meta. ¿Qué te diría la gente? ¿Qué harías? ¿Cómo te sentirías? Describe el entorno. Añade tantos detalles como puedas.
5. Imagina cómo reaccionan frente a tu éxito las personas que son importantes para ti.
6. Repasa los pasos necesarios para alcanzar el objetivo. ¿Cuál fue el primer paso? Decide poner en práctica ese primer paso. Ten la sensación de realización cuando concluyas cada paso. Añade todos los detalles posibles sobre las acciones específicas y sobre tus sentimientos.
7. Siéntete feliz y agradecido por haber alcanzado tu meta.
8. Vuelve gradualmente al tiempo presente.
9. Abre los ojos y pon en práctica el primer paso.

SUPERACIÓN DE PROBLEMAS EN LA VISUALIZACIÓN DE METAS

A veces, el proceso de visualización ayuda a definir las metas con más claridad. Una paciente se visualizaba en un lugar de moda muy concurrido, solo para darse cuenta de que estaba resentida con todo el mundo de su alrededor. Esto la ayudó a comprender que necesitaba tiempo para permanecer a solas consigo misma, sin estar rodeada de gente.

Ocasionalmente, sin embargo, el proceso de imágenes mentales identifica obstáculos que se oponen a la consecución de las metas. Otra paciente nuestra descubrió que cuando se visualizaba alcanzando su meta, también percibía a su marido y sus hijos siendo desdichados. Fue consciente de que tenía miedo a la reacción de su familia ante el cambio personal que deseaba llevar a cabo y decidió discutirlo abiertamente con ellos.

Incluso aunque normalmente no se tengan dificultades para crear imágenes mentales, a algunas personas puede que no les resulte fácil crear una imagen de ellas mismas alcanzando sus metas. Esto suele querer decir que no se creen capaces de lograrlo. Si así fuera, la práctica continuada del proceso de las imágenes mentales ayuda a aumentar la creencia. Si no te puedes visualizar consiguiendo el objetivo final pero sí realizando los pasos intermedios, este proceso te ayudará a establecer una creencia más positiva en tus propias capacidades.

De modo similar, a veces se descubre durante el proceso de visualización de imágenes mentales que se tiene una expectación negativa sobre la posibilidad de vivir el tiempo suficiente para alcanzar las metas. Por ejemplo, si estás trabajando en una meta consistente en partir de vacaciones con tu familia el año próximo, pero te das cuenta de repente de que estás pensando en que quizás no vivirás el tiempo suficiente para disfrutar de esas vacaciones, te sugerimos que detengas tu actividad con las imágenes mentales. Luego admite que has expresado una posible expectación negativa y *equilíbrala* con una positiva. Puedes recordar, por ejemplo, que estás recibiendo los cuidados médicos adecuados, que has adoptado la responsabilidad de influir en tu propia salud y que tienes muchos más medios a tu disposición de los que tenías antes, por lo que es muy posible que estés vivo para disfrutar de tus vacaciones... y en perfecto estado de salud.

La clave para cambiar esta expectación negativa consiste en no negar los sentimientos, sino en tomar conciencia de ellos y equilibrarlos con sentimientos positivos. Puede que al principio no creas en la expectación positiva que estás tratando de introducir como sustitución. No tiene importancia. Al pedirte que recuerdes que también es posible un mejor desenlace, llegarás a compartir un punto de vista más positivo.

Cada vez que te des cuenta de que el proceso de visualización de imágenes mentales es interrumpido por una creencia negativa, detén la actividad y equilibra pacientemente ese pensamiento con una creencia positiva. Luego vuelve a las imágenes mentales y visualízate alcanzando tu meta.

Una vez que te hayas familiarizado con el proceso de las imágenes mentales para las metas, comienza a incorporar una o dos de tus metas más importantes en el proceso regular de relajación y visualización que estás realizando tres veces al día.

A medida que continúes representándote a ti mismo alcanzando tus metas, se incrementará tu expectación en que puedes lograrlas. También te darás cuenta de que comienzas a actuar de forma que sea más fácil conseguirlas. Igual que imaginar al cuerpo venciendo el cáncer y volviendo a la salud ayuda a responder y a comportarse de modo que esto pueda suceder, la visualización periódica de una meta siendo alcanzada ayuda a actuar del modo adecuado para definir mejor la dirección de la vida.

15

ENCONTRAR AL GUÍA INTERNO
PARA LA SALUD

La mente inconsciente contiene preciosos recursos que pueden ser movilizados para el crecimiento personal y la recuperación de la salud. A lo largo de la historia de los estudios psicológicos, los teóricos han propuesto la existencia de un «centro» de la psique que dirige y regula el curso de la vida de cada individuo, influyendo en él.

Este «centro» ha recibido diferentes nombres. Freud fue el primero que lo llamó el *inconsciente*: fuente de los instintos e impulsos que modulan el comportamiento y que se encuentran fundamentalmente fuera de la conciencia. Jung dio una cualidad diferente a la esencia del inconsciente, al proponer que un individuo no era guiado tan solo por el inconsciente, sino también por su crecimiento personal y por una sensación de bienestar. Propuso que el centro de la psique de la persona (que él llamaba el *sí mismo*) tenía también una función compensatoria. Cuando alguien tenía un miedo consciente, por ejemplo, el sí mismo trataría de proporcionarle los sentimientos de fuerza y valor necesarios para mantener la situación temible bajo control. Jung propuso que los mensajes del inconsciente, o del sí mismo, siempre conducían al bienestar.

Los medios que utiliza el inconsciente para comunicarse con el yo consciente son los sentimientos, los sueños y las intuiciones. Desgraciadamente, nuestra cultura subvalora estos mensajes. Se nos enseña a apreciar los acontecimientos externos y los objetos —nuestro comportamiento, nuestros cuerpos, las cosas materiales, la elaboración lógica de nuestros pensamientos— pero no nuestro ambiente interior. Por tanto, tendemos a ignorar los sentimientos, los sueños, las intuiciones de nuestro yo interno, que intenta proporcionarnos los recursos necesarios para satisfacer las demandas del mundo exterior.

Diferentes investigadores han establecido la hipótesis de que los pacientes de cáncer pueden haber cortado su conexión con los recursos de sus procesos inconscientes. Según nuestra experiencia, una gran cantidad de pacientes recuperados han llegado a ver su enfermedad como un mensaje para tener más en cuenta y prestar más atención a su yo interno que a las demandas de los demás. Además, muchos pacientes han comentado que habían tenido intuiciones específicas, sentimientos, sueños o imágenes que les sirvieron de valiosa ayuda en sus esfuerzos para recuperar la salud.

El Guía Interno es un proceso que enseñamos a nuestros pacientes para profundizar en estos ricos recursos interiores de salud y de fortaleza. Visualizar al Guía Interno permite un fácil acceso al inconsciente. Es una representación simbólica de aspectos de la personalidad a los que no se suele acceder durante la vigilia consciente. Cuando se entra en contacto con el Guía Interno —mediante el proceso de imágenes mentales que describiremos más adelante—, se está tomando contacto con unos importantes recursos mentales de los que habitualmente se está desconectado.

La primera escuela importante de psicología que trabajó con el Guía Interno como parte del proceso terapéutico fue el psicoanálisis junguiano. Jung señaló que durante la meditación o la ensoñación, a veces se forman imágenes espontáneas que tenían la cualidad de ser autónomas, como con vida propia. En la terapia junguiana, se pone mucho énfasis en la importancia de establecer comunicación con estos recursos positivos del inconsciente.

Uno de los procesos utilizados para permitir esta comunicación con el Guía Interno se denomina «ensoñación asistida», una forma de elaboración de imágenes mentales. La psicosíntesis, un proceso psicoterapéutico basado en los trabajos del doctor Roberto Assaglioli, también potencia el desarrollo del contacto con el Guía Interno como parte de un programa de crecimiento y descubrimiento personal.

Para muchas personas, el Guía Interno toma la forma de una figura respetada y con autoridad —un sabio, un médico, una figura religiosa— con la que el paciente puede mantener un diálogo interno, planteando preguntas y escuchando respuestas que parecen ser más sabias que las capacidades conscientes del individuo.

Es más, los pacientes suelen ser más receptivos a las percepciones obtenidas de su relación con sus Guías Internos que a las observaciones realizadas por el líder de un grupo o por un terapeuta. Como el Guía Interno es un aspecto de la propia personalidad, la confianza en él constituye un paso muy saludable hacia la toma de responsabilidad en la propia salud tanto física como psicológica.

BUSCAR EN LOS RECURSOS INTERNOS:
EJEMPLOS DE NUESTROS PACIENTES
John

Uno de nuestros pacientes, de dieciocho años de edad, que tenía leucemia aguda, nos mostró la gran sabiduría sanadora del Guía Interno. John era un joven reservado y muy intelectual, que creía que si era incapaz de resolver los problemas con su mente racional, era porque no podían ser resueltos. Pero una noche tuvo un sueño en el que apareció un «médico poco ortodoxo», que le dijo que era un sanador que había venido para ayudarle a superar su enfermedad.

Cuando nos contó la experiencia, le sugerimos que el médico de sus sueños podría ser un «sanador interno» que representara sus propios poderes de recuperación, y le animamos a que visualizara a este médico interno en sus imágenes mentales y que le expusiera sus problemas.

John tuvo pocas dificultades para restablecer la comunicación con el «médico poco ortodoxo» y mantuvo un diálogo mental con él sobre tres problemas importantes: su pérdida de peso, su pérdida de tono muscular como consecuencia de la falta de ejercicio en el hospital y su miedo a las chicas y a la sexualidad. De estos diálogos, John tuvo la idea de pedir al jefe de dietética del hospital una bebida especial de proteínas de 1.500 calorías al día. Tras comenzar este régimen, empezó a engordar. También se dio cuenta de que no podría comenzar a hacer el ejercicio físico que necesitaba a menos que fuera más asertivo. Como la leucemia estaba muy avanzada y no respondía a los tratamientos, la dirección del hospital había asumido que iba a morir y no intentó hacerle participar en un programa de ejercicio. Tras consultar con su Guía Interno, John llamó a la fisioterapeuta e insistió en que le diseñara un programa de ejercicio adecuado. Con respecto a su miedo a las chicas y a la sexualidad, el Guía Interno le recomendó que en lugar de pensar tanto en las chicas en el momento actual, debería tratar de responder mejor a la gente en general, por lo que John comenzó a salir de su habitación y a charlar con otras personas. Se sintió sorprendido de lo simpáticos y amables que eran todos con él, y lentamente fue disminuyendo su miedo a la gente.

David

Una segunda experiencia reforzó la idea de la efectividad del uso del Guía Interno como camino hacia el inconsciente. David, que ahora va por los sesenta, vino a nosotros poco después de que se le diagnosticara mieloma múltiple, una forma de cáncer que afecta a la médula ósea. Durante una terapia de grupo, nos comentó un sueño recurrente que había tenido desde su infancia. Soñaba que se despertaba en medio de la noche totalmente paralizado, como por un hechizo. En el sueño, luchaba y luchaba, convencido de que si pudiera mover un músculo el hechizo se rompería, pero nunca conseguía hacerlo. La pesadilla le causaba tanto terror que insistía en que su mujer hiciera la cama con las sábanas plegadas como un acordeón, pues pensaba que si estaban demasiado prietas alrededor de sus pies, el sueño se repetiría con mayor frecuencia. A pesar de estos esfuerzos, la pesadilla continuaba.

Tras el diagnóstico del cáncer, animamos a David a que intentara recordar sus sueños y los escribiera, con la esperanza de que algo de su vida onírica fuera útil en su vida de vigilia. Le sugerimos que una pesadilla que se presentaba con tanta energía posiblemente contuviera mensajes importantes del inconsciente con información psicológica valiosa.

Poco tiempo después de que comenzara a anotar sus sueños, David tuvo una serie de pesadillas seguidas por un sueño maravilloso en el que aparecían dos niños jugando felices en una amplia pradera. Cuando caía la tarde, los niños se acercaron para despedirse, y uno le dijo al otro:

—Como ya quieres jugar conmigo, no tendré que atarte nunca más.

Al despertarse y reflexionar sobre el sueño, David intuyó que uno de los niños representaba su yo consciente y el otro —el del mensaje de no tener que atarle—, su inconsciente.

Como brillante ejecutivo que había tenido una gran responsabilidad en sus negocios, en el bienestar de sus empleados y en el crecimiento de su comunidad, David había ignorado durante años sus sentimientos y sus necesidades emocionales para correr tras sus metas. Sintió que su inconsciente había estado intentando durante años llamar su atención con aquel sueño recurrente.

Como creía que el niño del sueño le había dicho cómo podía evitar la pesadilla, continuó anotando lo que soñaba, leyendo libros sobre el significado de los símbolos de los sueños y buscando ayuda de su grupo para la interpretación de su significado.

Además, David decidió incorporar la imagen de su inconsciente a las imágenes mentales con las que trabajaba tres veces al día. Le preguntó al niño qué tenía que decirle y le prometió que le escucharía, siempre que no volviera a atarle. Este Guía Interno ha sido para él una fuente constante de buenos consejos y no ha tenido recurrencias de su pesadilla en los últimos dos años y medio.

Desde entonces ha desarrollado otros Guías Internos adicionales que parecen representar aspectos inconscientes de sí mismo. Uno que apareció espontáneamente en sus imágenes mentales es un niño de ocho años que llora. David recuerda que con esa edad experimentó un trauma, como resultado del cual decidió vivir su vida de modo que la gente no pudiera afectarle emocionalmente. La imagen del niño representaba el daño y la angustia que había provocado esa decisión de su infancia de evitar las relaciones íntimas. David se dio cuenta de que el niño que lloraba solo aparecía en sus imágenes mentales cuando estaba deprimido y había «embotellado» sus sentimientos. Aprendió a interpretar esa aparición como un mensaje de que de nuevo se estaba cerrando a sus emociones.

Gwen

Gwen era una paciente con la que era difícil trabajar, y aunque había mostrado una buena respuesta física a nuestro programa, solía combatir nuestros esfuerzos para ayudarla a enfrentarse con sus conflictos psicológicos. Solía resistirse al autoexamen o a considerar los posibles modos alternativos de relacionarse con la gente. Con la esperanza de encontrar una forma de mirar un poco hacia su interior, le sugerimos que usara el proceso de imágenes mentales del Guía Interno.

Algo tímidamente, nos dijo que una figura llamada doctor Fritz había aparecido espontáneamente en sus imágenes mentales hacía dos meses, pero le había dado mucha vergüenza hablar de ello. Cuando le preguntó al doctor Fritz qué estaba haciendo en sus imágenes mentales, él le contestó que estaba allí para ayudarla a recuperar su salud. Ella le planteó entonces una serie de preguntas, y sus respuestas le indicaron que tenía una profunda comprensión de los conflictos emocionales con los que Gwen evitaba trabajar con nosotros.

Afortunadamente, decidió escuchar al doctor Fritz. Cuando, por ejemplo, tuvo una conversación telefónica con su hija a propósito de una próxima visita, la conversación la dejó muy enfadada. No le dijo nada de su enfado a su hija, pero ese mismo día, más tarde, comenzó a sentir dolor. Consultó al doctor Fritz sobre esto, y él le respondió que era el resultado de no haberse enfrentado directamente a su hija. Se sentía resentida por las exigencias de tiempo que le planteaba su hija, señaló el doctor Fritz, y si quería librarse del dolor tenía que telefonearla y decirle que no iría a visitarla el fin de semana. Cuando llamó a su hija y canceló la visita, el dolor comenzó a remitir. Tuvo muchos incidentes de este tipo –tal vez treinta o cuarenta en un periodo de seis meses– y su salud mejoró notablemente.

Janet

Algunos pacientes han recibido informaciones valiosas al establecer un diálogo mental interno con los símbolos que intervienen en sus procesos de visualización de imágenes mentales. A Janet se le había diagnosticado cáncer de mama que se había extendido a la cavidad abdominal. Comenzó a usar imágenes mentales cuando inició su terapia con nosotros. A pesar del serio pronóstico, tuvo una respuesta notablemente buena y pudo volver a trabajar y continuar con sus actividades normales durante dos años y medio.

Janet experimentó entonces algunos reveses emocionales, y tras unos meses de estrés excesivo, tuvo una recaída de su enfermedad. Durante una sesión de visualización realizada poco después, convocó a sus leucocitos y les preguntó mentalmente si podían hacer un esfuerzo específico adicional para recuperar el control sobre el tumor. Ellos le respondieron que no querían trabajar solos, sino que ella también debía colaborar. Le indicaron que si deseaba recuperar su salud, tenía que comprender las razones emocionales por las que su enfermedad había regresado y hacer algo al respecto, además de practicar con sus imágenes mentales tres veces al día. Si así lo hacía, ellos le aseguraban que continuarían trabajando diligentemente contra el cáncer y reproduciéndose de modo que siempre hubiera una buena cantidad de leucocitos presentes para combatir la enfermedad.

Como resultado de este diálogo, volvió a nuestro centro para una sesión terapéutica de seguimiento donde comenzó a descubrir y manejar sus recientes dificultades. Durante la sesión, el tumor comenzó a disminuir y volvió a casa, otra vez más en el camino de la recuperación.

Frances

Frances es otra paciente que nos informó de que había entablado un diálogo interno con sus imágenes mentales.

Acudió a visitarnos después de que se le diagnosticara una recurrencia del linfoma que había padecido, un tipo de cáncer que afecta al sistema linfático. Como parte de sus imágenes mentales, imaginaba que el cáncer era destruido por la quimioterapia y por sus leucocitos. Después imaginaba su médula ósea totalmente sana y produciendo más leucocitos para combatir la enfermedad.

Frances es poetisa y lleva un diario de sus ideas, sueños, e intuiciones. Lo que sigue es un poema en prosa escrito en su diario, que ahora forma parte de su libro titulado *En cualquier momento ahora*. Describe su primer contacto con una fuente de guía interior que tomó la forma de su médula ósea:

ANOTACIONES EN EL DIARIO

15 de mayo de 1976

16 h. Leo a Mark el nuevo poema sobre la serpiente. Sus sugerencias mejoran el poema y me entristecen.

20 h. Meditación, visualización. De repente no puedo ver mi médula ósea. No puedo verla en absoluto. Me pregunto qué está pasando. ¿Por qué me estoy castigando a mí misma?

Inmediatamente la respuesta: dejé que Mark cambiara mi poema de la serpiente. Le dejé decir: «Esto es lo que quieres decir, no como lo has dicho...». Quitó mi significado de mi poema.

Comprendí: mi médula ósea decía que yo era la fuente... de toda la creatividad, de todo lo bueno... Los leucocitos que curan provienen de mí... Yo soy el centro... el generador en este cuerpo... de la fuerza de la vida...

Me prometí devolver su significado a mi poema.

Vi glóbulos blancos que salían de mi médula ósea a la sangre, millares... moviéndose del modo en que lo hacen las células, ese movimiento en el líquido que reconocemos como la VIDA... Ablandaban, limpiaban y traían alimento. Y mataban a las células anormales.

Y podía ver otra vez mi médula ósea... resplandeciente... con su aura húmeda y dorada...

Repentinamente recordé la serpiente bajo la Acrópolis (en *El toro del mar* Teseo intenta salvar a la asediada Atenas)... Una anciana, guardiana de la serpiente de la Diosa, le muestra la salida secreta... un camino, a través de los abismos de la montaña. Se detienen y miran en un profundo agujero... La serpiente, antigua, sagrada para la Diosa... la anciana la alimenta... come... un buen augurio, su empresa tendrá éxito.

Ahora comprendo... Mi médula ósea es la depositaria... en mí... de la fuerza del universo... y supongo que la autonomía que estoy tratando de conseguir tiene que provenir de este conocimiento...

Tengo que respetar LA VIDA TAL Y COMO ESTÁ EN MÍ... y ESTÁ EN MÍ generada por la médula ósea, la fuente de la sangre, la poseedora del código de los genes...

En las semanas y meses posteriores, Frances recibió información muy valiosa sobre sus respuestas emocionales a los acontecimientos cotidianos mediante la presencia o ausencia de su médula ósea al practicar sus visualizaciones.

Otro acercamiento al guía interno

Según nuestra experiencia, los Guías Internos de casi todos los pacientes toman la forma de una figura muy respetada o que tenga un gran valor simbólico. Los doctores David Bresler y Art Ulene, sin embargo, comentan que han tenido grandes éxitos cuando usan criaturas alegres y de fantasía como Guías Internos.

Bresler, de la Clínica del Dolor de la Facultad de Medicina de la Universidad de California en Los Ángeles, tiene pacientes que emplean sus imágenes mentales para contactar con sus Guías Internos como fuente de información sobre el dolor. Afirma que frecuentemente los guías toman la forma de animales de fantasía, como *Freddy el Sapo*, por ejemplo. A pesar de sus cualidades caprichosas, estas criaturas ayudan a los pacientes a identificar qué hay en sus vidas que puede contribuir a su dolor.

Ulene, que da consejos sobre la salud en un programa televisado, describe en su libro *Sentirse bien* un enfoque similar al de Bresler. Anima a que se cree una «criatura-consejero» que permita tomar contacto con el cerebro derecho —el hemisferio cerebral más relacionado con lo simbólico, con el funcionamiento intuitivo, en lugar de con el pensamiento lógico y racional que se asocia al hemisferio izquierdo— como ayuda en la resolución de problemas. Describe la criatura y el proceso de imágenes mentales:

> El animal, por supuesto, no es más que un símbolo del yo interno, y hablar al animal supone hablar con uno mismo, pero en una longitud de onda cerebral que no se usa con frecuencia.

Recientemente usé mi propia criatura personal –un conejo llamado *Corky*– para resolver un problema de trabajo que se me había planteado. Durante días había estado tratando de buscar una salida a esa situación. No encontraba la solución. Mucha frustración. Mucho estrés. De repente un día pensé: «Vamos a ver qué tiene *Corky* que decir de esto».

Cerré la puerta de mi despacho, bajé las persianas, y me senté en mi sillón. Rápidamente me imaginé que estaba en mi lugar ideal de descanso, una pendiente de esquí en Mammoth. En unos segundos, *Corky* hizo acto de presencia. Le expuse mi problema y le pregunté:

—¿Qué debo hacer?

—No debes hacer nada –respondió el conejo con vehemencia–. Deja que lo haga Frank. No es tu problema.

¿Por qué no lo había pensado antes? Era la respuesta correcta, aunque se me había escapado durante días y días mientras consideraba el problema.

Telefoneé a Frank (que lleva los temas administrativos de mi programa de televisión) y le comenté mi conversación con el conejo. Estuvo de acuerdo en hacerse cargo del problema. En unos segundos me sentí mejor.

Admito que la solución había sido obvia todo el tiempo. Pero esa es la cuestión. No era obvia para el lado verbal de mi cerebro. Solo cuando llamé a mi criatura amiga pude desplazarme a una zona más fresca y menos trillada y encontrar la solución.

El enfoque de Ulene es simple y directo, y tiene la ventaja de desmitificar el proceso para que no haya barreras por tener que asumir cualquier tipo de creencias místicas o religiosas para consultar al Guía Interno.

VISUALIZACIÓN DEL GUÍA INTERNO

Esta experiencia ha sido siempre válida para ayudar a la recuperación de nuestros pacientes, por lo que te animamos a que la pongas en práctica. Los pasos descritos a continuación sirven para ayudarte a establecer el contacto inicial con un Guía Interno, sea cual sea la forma que tome. Una vez que lo hayas encontrado, puedes recurrir a él cuando lo desees durante tus ejercicios regulares de visualización.

1. Siéntate en una posición cómoda, con los pies apoyados en el suelo y los ojos cerrados. Usa el proceso de relajación para sentirte cómodo y relajado.
2. Visualízate en un lugar natural que te dé sensación de comodidad, de calor, de paz y de serenidad. Selecciona ese lugar entre tus recuerdos o tus fantasías. Concéntrate en los detalles de la escena. Trata de experimentarla con todos tus sentidos, como si realmente estuvieras allí.
3. Observa un camino que sale de cerca de ti y que llega casi hasta el horizonte. Siéntete recorriendo este camino. Es agradable y tranquilo.
4. Observa que a lo lejos hay una luz azul-blanca radiante, que se dirige lentamente hacia ti. No hay nada amenazador en la experiencia.
5. A medida que la luz se acerca, te das cuenta de que es una criatura viva... una persona que no conoces o un animal amistoso.

6. A medida que la criatura se aproxima, sé consciente de los detalles de su aspecto. ¿Es masculina o femenina? Observa sus detalles tan claramente como puedas. Si tu guía es una persona, observa todos los detalles de su cara, pelo, ojos, porte, forma del cuerpo.

7. Si esta persona o criatura te hace sentir cómodo, seguro y cálido, sabes que es un Guía Interno.

8. Pregúntale su nombre, y luego pídele que te ayude en tus problemas.

9. Entabla una conversación con tu Guía Interno, familiarízate con él, discute tus problemas como lo harías con un amigo muy íntimo.

10. Presta mucha atención a cualquier información que recibas de tu guía. Puede venir en forma de conversación o mediante gestos simbólicos, tales como señalar algo o mostrar un objeto que represente su consejo.

11. Llega a un acuerdo con tu guía sobre cómo establecer contacto para conversaciones futuras.

12. Ahora, cuando estés listo, deja que tu conciencia vuelva lentamente a la habitación en la que estás sentado y abre los ojos.

No te desanimes si no tomas contacto con tu guía o si no recibes información en el primer intento; no es raro que se necesiten varios intentos antes de establecer el contacto. Como es una parte de ti mismo a la que no has prestado atención durante años, restablecer la comunicación puede requerir tiempo y paciencia.

Si te sientes incómodo o avergonzado por consultar a tu Guía Interno, recuerda que la figura que aparece no es más que un símbolo de tu yo interno, una parte intuitiva, sabia y responsable de tu personalidad a la que no tienes acceso normalmente. Si logras establecer una sólida relación con tu Guía Interno, puedes recibir una cantidad extraordinaria de información y consejos sobre tus sentimientos, motivaciones y comportamientos. El guía puede decirte cuándo estás enfermando y sugerirte qué puedes hacer para recuperar la salud. Esta es simplemente una capacidad más que tienes y que puedes movilizar hacia la salud.

16

CONTROLAR EL DOLOR

Los investigadores médicos aún no saben con exactitud qué es lo que causa el dolor, ni comprenden totalmente los caminos que sigue la comunicación entre el cuerpo y la mente. Y si el dolor se resiste a ser explicado a un nivel meramente fisiológico, resulta aún más difícil de entender cuando consideramos un sistema complejo e interdependiente de cuerpo, mente y emociones. Mientras que el dolor puede tener causas fisiológicas, también puede ser causado por tan solo el estrés emocional. Para manejar el dolor, por consiguiente, debemos tomar en consideración no solo el estado físico del paciente, sino también su estado emocional.

Para el paciente de cáncer, el dolor suele ser el aspecto más temible de la enfermedad. Una espalda rígida por la tensión o un crujido en el cuello motivado por dormir con una almohada diferente suelen ser ignorados por la mayor parte de la gente, pero una vez que se diagnostica el cáncer, cada dolor y cada incomodidad adquiere un nuevo significado. La atención se dirige hacia cualquier incomodidad, por el miedo de que sea un signo de que el cáncer ha regresado o se ha metastatizado en otra parte del cuerpo.

Además, es casi imposible saber qué causa el dolor, o distinguir qué elementos son físicos y cuáles pueden ser psicológicos. Hemos conocido casos en los que dos pacientes tenían tumores prácticamente idénticos en lo que se refiere a posición y tamaño, pero uno de ellos experimentaba un dolor agudísimo mientras que el otro no experimentaba ninguno. Puede que las diferencias sean físicas a un nivel que no percibimos. Sin lugar a dudas, sin embargo, pueden ser también psicológicas.

COMPONENTES EMOCIONALES DEL DOLOR

El dolor también guarda una estrecha relación con los estados emocionales. Tenemos un vívido ejemplo de esto en un paciente que llegó al borde de la muerte. Frederick era un médico de unos cuarenta y cinco años que tenía un cáncer en los intestinos con metástasis abundantes en el hígado. El cáncer intestinal había sido eliminado quirúrgicamente, y había recibido quimioterapia para las metástasis del hígado, pero sus médicos consideraban que el tratamiento había sido un fracaso y lo suspendieron. A pesar de la seriedad de su enfermedad y del intensísimo dolor, Frederick era extremadamente disciplinado, convencido de que se recuperaría, y peleaba duramente para mantenerse con vida.

Durante nuestro trabajo con él en nuestro centro, tomó conciencia de que muchos de los problemas y situaciones de estrés de su vida estaban relacionados con una parte extremadamente puntillosa de su personalidad, que le llevaba a exigirse cotas casi imposibles de alcanzar en lo referido a la competencia profesional y a la aceptación de sus colegas. Un «beneficio» de su enfermedad fue un pago muy sustancioso que recibió de su compañía de seguros por su incapacidad y que le liberó de la presión constante de tener que ponerse a prueba continuamente.

Aunque Frederick estuvo muy próximo a la muerte, comenzó a mostrar signos de recuperación. Con su práctica tan disciplinada del proceso de relajación y visualización, disminuyó el tamaño de su hígado, que estaba muy inflamado, con lo que disminuyó el dolor intenso. Pronto pudo continuar algunas de sus actividades normales, y cinco meses después de nuestro primer encuentro, volvió a abrir su consulta. Poco después, la compañía de seguros le notificó que iban a suspender sus prestaciones por incapacidad. Durante esta conversación, volvió el dolor del hígado. A partir de entonces, su estado físico decayó rápidamente y murió en un plazo de tres meses. El hecho de que el dolor volviera *durante* la conversación con la compañía de seguros sugiere la conexión entre el dolor de Frederick —real, tangible, físico— y su estado emocional.

Dolor y sueños

El hecho de que los pacientes nos informen con frecuencia de que se han despertado de un sueño profundo como consecuencia de un dolor intenso es una evidencia más de los componentes emocionales del dolor. Creemos que la razón de esto es la siguiente: el inconsciente tiende a manejar durante el sueño los conflictos desagradables que podrían resultar amenazadores si se afrontaran estando despiertos. El contenido de estos pensamientos inconscientes puede ser tan angustioso que provoque dolor físico. A veces los pacientes tienen la clave de ese contenido en los sueños que recuerdan. En esos casos, les recomendamos que intenten analizar el sueño amenazador, manteniendo un diálogo con las figuras del sueño durante sus ejercicios de visualización, tratándolas como si fueran Guías Internos que intentaran dar importantes consejos.

«Recompensas» del dolor: aprender a no utilizar el dolor como justificación

El dolor físico sirve para una gran cantidad de funciones psicológicas importantes. Un paciente de cáncer puede descubrir que muchos de los «beneficios» de la enfermedad –ser cuidado, recibir más cariño y afecto, salir de alguna situación difícil, y así sucesivamente– se derivan más de los sufrimientos que tiene por el dolor que de la malignidad en sí, ya que el dolor recuerda abiertamente la enfermedad a todo el mundo. Nosotros lo denominamos las «recompensas externas del dolor», pues sirven para manejar el medio exterior y tratar de influir sobre él, esto es, sobre la gente y su comportamiento con respecto al paciente.

Igual que el cáncer puede dar a veces a la gente la justificación que necesita para reconocer su propia importancia y exigir la satisfacción de sus necesidades, lo mismo puede hacer el dolor. Si te das permiso para buscar amor y atención, relajación y liberación de fuentes indebidas de estrés, sin usar el dolor como justificación, serás capaz de reducir tu dolor.

El dolor también tiene «recompensas internas». Por ejemplo, algunos de nuestros pacientes parecen usarlo como distracción, como excusa para evitar mirar de frente a los conflictos emocionales dolorosos de su vida. En estos casos, el dolor físico puede ser sustituido inconscientemente por el dolor emocional, pues el físico suele ser más soportable, especialmente si el paciente teme carecer de los medios con los que manejar el dolor emocional o ha abandonado la esperanza de resolver dichos conflictos. Al mismo tiempo que examinas las causas físicas del dolor, queremos animarte a que examines las posibles «recompensas» que estás consiguiendo de él. Este simple autoexamen te puede ayudar a comenzar a cambiar los pensamientos y creencias que están contribuyendo a tu dolor. Pregúntate a ti mismo: «¿Por qué necesito este dolor? ¿Para qué me sirve? ¿Qué me permite o me impide hacer? ¿Qué consigo de él?». Responder a estas preguntas no es fácil a veces. La mente consciente tiende a contestar: «No quiero este dolor. No sirve para nada. Me impide hacer lo que realmente quiero». Pero es importante superar este punto. Es posible conseguir ayuda para responder a estas preguntas por parte de personas próximas a ti que sepas que son sinceras o de un consejero profesional.

Cómo superar el dolor

Como el dolor se encuentra íntimamente unido a la tensión y el miedo, muchos de nuestros pacientes han experimentado una disminución del dolor tras comenzar a usar con regularidad el proceso de relajación y visualización. Creemos que esto ocurre por dos razones. En primer lugar, la actividad de la relajación reduce la tensión muscular, lo que aminora el dolor. En segundo lugar, como el proceso de imágenes mentales ayuda al paciente a desarrollar la expectación de que puede recuperarse, su miedo disminuye, rebajando así la tensión y atenuando aún más el dolor.

En este capítulo vamos a describir nuestro enfoque de control del dolor. Comenzamos ayudando a los pacientes a comprender sus componentes emocionales: cuándo y por qué tiene lugar, con qué intensidad y en qué circunstancias el paciente está totalmente o casi totalmente libre del dolor. A continuación les presentamos técnicas para disminuir el dolor.

Reconocer cómo se puede estar contribuyendo al dolor

El dolor nunca es constante, aunque los pacientes suelen describirlo así. Si una persona llevara un registro cuidadoso del dolor, observaría que hay ocasiones en las que está libre de él, ocasiones en las que es débil y ocasiones en las que varía en intensidad. Resulta útil ser consciente de los pensamientos que nos ocupaban y de lo que estaba sucediendo en nuestras vidas en cada una de esas ocasiones.

Un paciente nos dijo que cuando despertaba no tenía ningún dolor. Pero al empezar a pensar en levantarse, este comenzaba. Al examinar sus pensamientos en esos momentos, observó que trataban de su estado, de que no podía funcionar como solía, de que no se sentía como «su viejo yo». Una vez levantado, sentía un dolor de poca intensidad hasta que sonaba el teléfono, momento en que se producía un aumento espectacular y repentino.

Para nosotros, esa descripción indica que la expectación negativa general del paciente contribuye a su dolor. En vez de verse a sí mismo potente y capaz de vivir su vida cotidiana, recuerda su enfermedad, espera no ser capaz de funcionar fácilmente. Además, se está anticipando a una conversación telefónica problemática. En ese caso le pediríamos que se imaginara quién llamaba, qué esperaba de la conversación y por qué se sentía incapaz de manejar la situación.

Cuando llegara a ser consciente de las expectaciones que podrían estar influyendo en su dolor, tendría la capacidad de modificar esos pensamientos. Podría practicar el proceso de relajación y visualización con más frecuencia para reforzar la expectación positiva. Podría evitar exponerse con anticipación a situaciones de estrés o trabajar para cambiar su forma habitual de respuesta a las situaciones inevitables. La toma de conciencia de cómo se puede haber contribuido al dolor es un paso importante para reducirlo.

Imágenes mentales para enfrentarse al dolor

Además de buscar los posibles componentes emocionales con nuestros pacientes, usamos tres procesos de visualización diseñados específicamente para controlar los dolores persistentes: visualización de los recursos propios de recuperación de la salud del cuerpo, comunicación con el dolor y visualización del dolor. (Estos procesos han sido adaptados de los trabajos de los doctores Norman Shealy, del Centro de Rehabilitación del Dolor de La Crosse, en Wisconsin, y David Bresler, de la Clínica del Dolor de la Facultad de Medicina de la Universidad de California en Los Ángeles.) Pruébalos hasta que encuentres los que mejor te funcionan. Haz los ejercicios tantas veces como lo necesites. Se pueden practicar todas las veces que se desee y siguen siendo efectivos. Esperamos que estas actividades te estimulen para encontrar formas creativas de controlar el dolor.

Visualización de los recursos de recuperación del cuerpo

El objetivo de esta actividad es que tomes parte activa en la movilización de tus recursos para la recuperación de la salud en la zona del dolor y que instes a esas potentes fuerzas a que corrijan la anormalidad para que el dolor pueda disminuir. Al practicar esta actividad, fortaleces la creencia en tu capacidad de tomar el control del dolor y de los procesos de tu cuerpo, y así disminuirá el miedo, que suele ser un componente del dolor.

1. Prepárate empleando el ejercicio de relajación descrito en el capítulo 11.
2. Visualiza una misión de exploración de tus leucocitos (u otra imagen de las fuerzas de recuperación de la salud de tu cuerpo) para descubrir la dificultad. Envía tus recursos de recuperación a la parte del cuerpo que esté sintiendo el dolor.
3. Si los leucocitos descubren las células cancerosas, visualízalos atacando y destruyendo el cáncer y dejando la zona limpia y sana y libre de dolor.
4. Si los leucocitos (o tu propia imagen mental) no encuentran el cáncer, sino solo músculos o ligamentos tensos y doloridos, visualiza esos músculos relajándose, siente la relajación de la zona, ve los músculos

relajándose como si fueran gomas elásticas muy prietas que se aflojan.

5. Observa como mientras mantienes la imagen de los músculos y ligamentos relajándose, el dolor disminuye e incluso abandona la zona.

6. Date mentalmente una palmadita en la espalda por participar en el alivio de tu dolor y vuelve a tus actividades habituales.

COMUNICACIÓN CON EL DOLOR

Mantener un diálogo mental con el dolor es similar a consultar al Guía Interno; ambos procesos te pueden enseñar mucho sobre los componentes emocionales del dolor y de la enfermedad. Gwen, de la que hablamos en el capítulo 15, por ejemplo, consultó a su Guía Interno, el «doctor Fritz», cuando sintió dolor. Le dijo que la razón de su dolor era que había hecho una promesa que no deseaba cumplir. Cuando siguió su consejo y canceló el compromiso (una visita a su hija), el dolor se desvaneció. Nadie mejor que tú puede decirte cuál es la causa del problema.

1. Prepárate empleando el ejercicio de relajación descrito en el capítulo 11.

2. Visualiza el dolor como algún tipo de criatura. Intenta verla con mucha claridad.

3. Establece un diálogo con la criatura del dolor. Pregúntale por qué está ahí, qué mensaje tiene, para qué sirve. Escucha cuidadosamente sus respuestas.

4. Pregúntale luego qué puedes hacer para librarte de ella. Escucha atentamente lo que te diga.

5. Abre los ojos y comienza a seguir sus consejos. Observa si el dolor disminuye o no.

6. Felicítate por haberte ayudado a aliviar el dolor y continúa tus actividades habituales.

Visualización del dolor

Otro método de reducción del dolor implica imaginar a qué se asemeja este. Esto, como la primera visualización, refuerza la creencia de que es posible controlar los procesos corporales.

1. Prepárate empleando el ejercicio de relajación descrito en el capítulo 11.

2. Concéntrate en el dolor. ¿De qué color es? Ve su color y su forma con toda claridad. Puede tratarse de una pelota roja brillante. Quizás sea del tamaño de una pelota de tenis, de una naranja o de una pelota de béisbol.

3. Proyecta mentalmente la pelota hacia delante, quizás a unos tres metros de tu cuerpo.

4. Haz que la pelota crezca hasta que alcance el tamaño de un balón de fútbol. Después redúcela hasta el tamaño de un guisante. Luego deja que tome el tamaño que decidas. Normalmente vuelve al tamaño original visualizado.

5. Cambia el color de la pelota. Que sea rosa, y luego verde claro.

6. Toma ahora la pelota verde y vuélvela a su posición original. En este momento, observa si tu dolor ha disminuido o no.

7. Abre los ojos y continúa con tus actividades habituales.

SUSTITUIR EL DOLOR POR EL PLACER

Muchos de nuestros pacientes han descubierto la que quizás sea la aproximación más satisfactoria: sustituir el dolor por el placer. Al comenzar alguna actividad placentera o gratificante cuando están sintiendo dolor, han observado que se alivia o incluso se elimina la incomodidad.

Por ejemplo, Tim, un joven especialista en cirugía plástica que tenía la enfermedad de Hodgkin, sufría dolores tan intensos que no podía caminar. Durante una sesión de grupo que mantuvimos en un retiro, le sugerimos que fuera a pescar. Aunque el lugar de la pesca se encontraba a casi un kilómetro y Tim no estaba seguro de poder llegar hasta allí, lo consiguió con la ayuda de otro paciente.

Una vez allí, también necesitó ayuda para preparar la caña, pero en cuanto lanzó el anzuelo, pescó una trucha. Su dolor disminuyó de inmediato. Ambos hombres estuvieron pescando unos cuarenta y cinco minutos: durante ese tiempo Tim no sintió el dolor. Además, tenía tantas ganas de regresar y mostrar su captura que hizo el camino de vuelta con facilidad.

Al ser médico, Tim sabía que estas cosas sucedían, pero no esperaba que pudieran ocurrirle a él. Al día siguiente, le sugerimos que jugáramos al tenis, pues sabíamos que Tim había sido un jugador excelente aunque no había practicado los dos últimos años, desde su diagnóstico. Le servimos la pelota de modo que pudiera devolverla sin tener que moverse mucho. Tras treinta minutos, Tim tenía un cómodo nivel de fatiga y nos dijo que durante el juego no había sentido el dolor. Para su sorpresa, no sintió prácticamente dolor durante dos días.

La experiencia de Tim de reducción sustancial del dolor al realizar algo placentero puede ser resultado no solo de haber llevado a cabo una actividad agradable, sino también de haberse permitido hacer ejercicio físico, que se estaba negando como consecuencia del dolor. La interrelación de cuerpo, mente y emociones funciona de modo que un estado físico mejorado optimiza el estado físico, y así sucesivamente.

Obviamente, no podemos prometerte que si inicias una actividad física intensa el dolor desaparecerá. Pero hemos observado muchas veces que los pacientes se alejan de las actividades placenteras cuando sienten el dolor. En ocasiones, parece que se estuvieran castigando a sí mismos por sentir dolor, evitando incluso esas actividades que podrían realizar. Nuestra experiencia nos ha mostrado que la participación en actividades gratificantes es recompensada por una reducción del dolor.

Sin embargo, si se observa que el dolor sigue persistiendo, el mismo enfoque que usamos para el tratamiento del cáncer se aplica al tratamiento del dolor. Es preciso comprender los componentes emocionales del dolor, examinar sus posibles razones subyacentes y darse permiso para actuar de modos emocionalmente satisfactorios sin recurrir al dolor como justificación. Al reafirmar la propia capacidad de control sobre los procesos corporales y al reforzar la expectación positiva de recuperación, hay muchas posibilidades de que el dolor desaparezca.

17

EJERCICIO

Empezamos a considerar seriamente la posibilidad de incluir el ejercicio en nuestro programa de tratamiento tras hablar en 1976 con el doctor Jack Scaff, eminente cardiólogo que usa el ejercicio físico como elemento fundamental en el tratamiento de pacientes de corazón. El vigoroso programa de ejercicio de Scaff es del tipo del que los médicos de hace diez años pensarían que más bien mataría que ayudaría a un enfermo del corazón. Cuando discutimos el efecto potencial que este programa podría tener para los pacientes de cáncer, observamos que un número muy significativo de nuestros pacientes de más éxito habían mantenido un programa de ejercicio físico vigoroso tras su diagnóstico, y todos eran delgados, muy delgados.

Tras hacer estas observaciones preliminares, comenzamos a buscar en los trabajos de medicina por qué razones el ejercicio vigoroso podía tener grandes ventajas en el tratamiento de los pacientes de corazón y cáncer. Una de las primeras observaciones que hicimos fue que los niveles de enfermedades de corazón y de cáncer habían aumentado paralelamente al grado de industrialización de la sociedad. Las incidencias de enfermedades cardiovasculares y cáncer se habían incrementado de forma espectacular a medida que la vida se había hecho más opulenta (permitiendo la sobrealimentación de la población), más sedentaria (disminuyendo la cantidad de ejercicio físico) y mucho más llena de estrés.

Averiguamos que ya en 1911, James Ewing —uno de los primeros grandes nombres en la investigación sobre el cáncer— había observado que esta enfermedad tiene más probabilidades de darse entre los «acomodados e indolentes» que entre los «pobres y sobreocupados». Ewing creía que la falta de ejercicio en las clases socioeconómicas más altas era un factor de importancia. En 1921, cuando I. Silvertsen y A. W. Dahlstrom analizaron los casos de ochenta y seis mil muertes, descubrieron que los niveles de fallecimiento por cáncer eran muy superiores entre los que tenían ocupaciones que suponían poco esfuerzo muscular. Al observar que el cáncer parecía ser un producto de la Edad de la Máquina, estos investigadores señalaron que las sociedades relativamente «incivilizadas» también estaban relativamente libres del cáncer.

Los estudios realizados con animales apoyaron esta idea. En 1938, Silvertsen descubrió que la incidencia de cáncer en una raza de ratones proclives a la enfermedad se reducía al 16% mediante un programa de disminución de la ingestión calórica y de ejercicio diario. Los ratones del grupo de control, que hacían poco ejercicio y tenían dietas sin restricciones, presentaban una incidencia de cáncer del 88%. Los estudios realizados por H. P. Rusch y B. E. Kline mostraron asimismo la disminución de la velocidad de crecimiento de los tumores en animales de laboratorio que hacían ejercicio.

En un ingenioso estudio presentado en 1960, S. Hoffman y K. Paschkis tomaron un extracto de tejidos de un músculo fatigado (por ejercicio) de un ratón al que le habían trasplantado células cancerosas. Descubrieron que el extracto del tejido muscular provocaba una disminución de la velocidad de crecimiento de los tumores y, en algunos casos, la desaparición de la malignidad. Las inyecciones de extracto de músculo sin fatigar no tenían ningún efecto.

Los trabajos del doctor Hans Selye y de otros investigadores sobre el estrés sugieren que la correspondencia entre el ejercicio físico y la menor incidencia del cáncer puede estar relacionada con una canalización más apropiada del estrés. Muchos estudios con animales han mostrado que cuando estos son sometidos una y otra vez al estrés y no se les permite una vía física de escapatoria para aliviarlo, se produce un rápido deterioro de sus cuerpos. Pero si están sometidos a estrés y luego se les permite actuar físicamente, el daño es menor.

Estos hallazgos indican que el ejercicio físico practicado con regularidad es uno de los mejores medios para canalizar adecuadamente los efectos fisiológicos del estrés y puede estimular las defensas naturales del organismo para que combatan la malignidad.

Pero el ejercicio no solo tiene beneficios físicos; también puede producir cambios psicológicos significativos. Se ha observado que las personas que practican programas de ejercicio con regularidad (concretamente, una combinación de andar y correr) tienden a ser más flexibles en sus modos de pensar y en sus creencias, así como a tener un mayor sentido de autosuficiencia, una idea de sí mismas más fuerte, una mayor autoaceptación, una menor tendencia a culpar a los demás y menos depresión. Resumiendo, quienes hacen ejercicio de forma asidua tienden a desarrollar un perfil psicológico más sano que se suele asociar con un pronóstico favorable para el curso de la malignidad.

Esta información es especialmente importante porque, como hemos visto, la depresión mental es uno de los conflictos emocionales que más significativamente afectan a la malignidad, tanto antes como después del diagnóstico. Estudios recientes han hallado una correlación entre la depresión y el mal funcionamiento del sistema inmunitario, por lo que el ejercicio, al ser uno de los modos más efectivos de invertir el ciclo de la depresión, es un factor potente para la recuperación de la salud.

Además, los cambios de los perfiles psicológicos de nuestros pacientes que hemos reconocido que eran indicadores positivos de la probabilidad de superar sus expectativas de vida son extraordinariamente semejantes a los cambios psicológicos observados por los investigadores en las personas que practican el ejercicio físico de un modo regular. De hecho, aquellos pacientes nuestros que han superado con creces sus expectativas de vida experimentaron cambios análogos en nuestro programa de tratamiento.

El ejercicio regular contribuye asimismo a obtener cambios positivos de la personalidad de otros modos importantes. Buscar el tiempo para practicarlo requiere un control firme del empleo del tiempo cotidiano. Tomar el control de dicho empleo del tiempo da el sentimiento de haber tomado el control de la propia vida. Esta actitud enérgica ayuda a crear el clima emocional necesario que conduce a la recuperación de la salud.

Por último, el ejercicio enseña a estar más atento a las necesidades del cuerpo. El sentimiento de vitalidad y de salud que se obtiene del ejercicio físico ayuda a ver el cuerpo como un amigo, como una fuente de placer, como algo que vale la pena atender y cuidar. La afirmación de las necesidades a través de un programa que lo incluya es un modo de afirmar que se es importante.

Si el ejercicio ayuda a conseguir cambios físicos en el sistema inmunitario y en la actitud psicológica que contribuye a la calidad de vida y posiblemente a la recuperación, vale la pena establecer un programa regular de ejercicio físico.

El ejercicio no ha sido incluido con anterioridad en ningún programa de terapia del cáncer. Aunque algunos especialistas podrían considerarlo desaconsejable para pacientes cuyo cáncer se haya extendido a los huesos, para los que tengan una cantidad muy baja de plaquetas (que ayudan a la coagulación de la sangre) o para los que se encuentren en otras condiciones límite, creemos que la mayor parte de ellos, incluso los que se encuentran en estas condiciones especiales, pueden mantener un programa de ejercicio. Por supuesto, deben comenzar suavemente, teniendo en cuenta que pueden hacerse daño y observando cuidadosamente cualquier señal de alarma de dolor o rigidez.

Nuestra recomendación de ejercicio:
una hora tres veces a la semana

El programa de ejercicio que hemos ideado se basa en el que se ha descubierto que es efectivo para los pacientes cardiacos. Pedimos a nuestros pacientes que comiencen un programa consistente en *una hora de ejercicio tres veces a la semana.* Es importante el tiempo de una hora. Los estudios sugieren que los periodos de ejercicio más cortos no producen efectos beneficiosos de un modo tan consistente.

Si tienes que guardar cama y apenas puedes moverte, te sugerimos que te visualices realizando el ejercicio físico. Así comienzas a construir la expectación de una mejor capacidad física y afirmas el compromiso de reconocer las necesidades de tu cuerpo. Si puedes mover los brazos y las piernas, haz ejercicio en la cama. Y si puedes caminar por tu habitación o por tu casa, da esos paseos.

Tomemos el caso de una persona con leucemia que se encuentre frecuentemente en el hospital para recibir quimioterapia, que tiene una gran cantidad de dolores por lo que se le administran narcóticos y que recibe alimentación intravenosa. Generalmente, la única actividad de esta persona consiste en ir al cuarto de baño con ayuda. El primer paso para que este paciente comience un programa de ejercicio físico consiste en decidir cuándo tendrán lugar los periodos de ejercicio. Es importante que esto suceda en un momento del día en que haya pocas interrupciones, digamos que en el momento de la tarde en que se produzca el relevo de las enfermeras.

Esta persona podría comenzar los ejercicios moviendo las manos y los pies en la cama sin sentir dolores intensos (incluso los dedos y la muñeca del brazo por el que se está recibiendo la alimentación intravenosa suelen estar lo suficientemente libres para moverlos), y levantar la cabeza de la almohada y dejarla caer durante unos cinco minutos. Después, el paciente puede usar sus imágenes mentales para visualizarse realizando una actividad que le guste: jugando al tenis, nadando, dando un paseo agradable por el bosque, etcétera. Cualquiera que sea la actividad, lo importante es que sea física y agradable. Esta visualización se realiza entre cinco y diez minutos, luego se repite el ejercicio físico otros cuatro o cinco minutos, moviendo las piernas, los brazos, la cabeza, etcétera. Y finalmente se vuelve a visualizar la actividad agradable durante otros cinco o diez minutos.

Al repetir la combinación de actividad física (cinco minutos) y de visualización (diez minutos) cuatro veces, y llamar luego a la enfermera para ir al cuarto de baño (aunque solo sea para hacer ejercicio), el paciente ha completado el equivalente a una hora de ejercicio. Debe repetir este programa tres veces a la semana, hasta que no necesite los tubos para la alimentación intravenosa, momento en el que puede aumentar la cantidad de actividad física.

Cuando sale del hospital, ya dispone de un esquema regular de una hora de ejercicio tres veces a la semana, que puede rellenar con las actividades que le parezcan más apropiadas. La idea general consiste en llegar a caminar toda una hora, y luego en una combinación de caminar y correr. Este programa necesita ser ajustado según las condiciones físicas de la persona en momentos diferentes.

Si no estás hospitalizado pero no acostumbras a practicar ejercicio y te preguntas cómo comenzar, los trabajos ya discutidos señalan que la combinación de andar y correr durante una hora, tres veces a la semana, es quizás el mejor tipo de ejercicio. Pero más importante que el tipo de ejercicio es la regularidad. Y si te entusiasma el que has elegido, es más probable que lo practiques con asiduidad. Por tanto, si te gusta la natación o el tenis, y te encuentras físicamente capacitado para practicarlos, hazlo, manteniéndote dentro de los límites de una actividad «sana».

El mejor criterio que hemos encontrado sobre lo que es una actividad «sana» es el empleado con los pacientes de corazón; el límite superior del ejercicio físico es que el pulso sea de 24 o 26 pulsaciones cada diez segundos, lo que significa de 144 a 156 pulsaciones por minuto. Como a muchas personas no les resulta fácil tomarse las pulsaciones, especialmente cuando están realizando el ejercicio, hemos establecido una regla muy sencilla: *el ejercicio es sano, y se encuentra dentro de los límites de la seguridad, cuando se puede mantener una conversación,* incluso aunque sea algo jadeante, mientras se está practicando.

En cualquier momento en que te sientas tan exhausto —ya sea al practicar el ejercicio en la cama, al andar o al correr— que no puedas mantener una conversación, reduce tu nivel de actividad. Si estás corriendo, disminuye la velocidad o camina; si estás caminando, párate o siéntate. Como la capacidad de mantener una conversación suele cesar cuando se superan las 26 pulsaciones cada diez segundos, esta regla te mantendrá dentro de los límites de la seguridad.

Estamos convencidos de que este programa de ejercicio contribuye tanto a la salud física como mental. Pero queremos afirmar con toda claridad que *tú* eres responsable de protegerte de los daños o del sobreejercicio. Si respetas el criterio de lo que es una actividad segura, no hay razones para que te provoques lesiones o que hagas un sobreesfuerzo. Acepta la responsabilidad de tu propio comportamiento de modo que realices el ejercicio físico razonablemente. Pedimos a todos nuestros pacientes que acepten la responsabilidad de sus programas de ejercicio, y raramente se provocan lesiones.

Nuestra experiencia con este programa nos ha mostrado que los pacientes de cáncer son capaces de realizar una mayor actividad física que la que la mayor parte de la gente cree. Recuerda, por ejemplo, el caso de Tim. El ejercicio físico, que no se había permitido realizar durante muchos años, mejoró su salud y alivió sus dolores. Uno de nuestros pacientes, que tenía muchas metástasis en los huesos, completó una minimaratón (diez kilómetros), mientras que otro, con un cáncer de pelvis inoperable, finalizó recientemente una media maratón (veinte kilómetros). Otro paciente, que además es psicólogo en nuestro centro, realizó hace poco con nosotros una maratón de cuarenta kilómetros. Había tenido metástasis en el pulmón como consecuencia de un cáncer de riñón durante cuatro años, pero no experimentó ningún problema respiratorio durante la carrera. Como dato anecdótico, esa noche salió a cenar tras aquella dura prueba, mientras que nosotros nos fuimos a la cama. Por lo que sabemos, es la primera vez que alguien con cáncer avanzado ha terminado una maratón.

Quizás nuestra observación más convincente es que más de la mitad de los pacientes de nuestra muestra de población para la investigación –todos ellos declarados médicamente incurables— siguen siendo 100% activos, tan activos como lo eran antes del diagnóstico original de cáncer. Al mejorar la calidad de vida, mejoran las decisiones de vivir y las creencias de que la recuperación es posible. Aunque no se puede separar un único componente de nuestro programa como causa de la mejoría de la calidad de vida, el programa de ejercicio físico regular es, sin duda alguna, una parte de ella.

Mientras que creemos firmemente en los beneficios del ejercicio regular, no nos sentimos cómodos ante la idea de dar sugerencias dietéticas para los pacientes de cáncer. La investigación sobre la dieta y el cáncer es muy confusa y contradictoria, aunque muestra una correlación consistente entre la disminución de la ingestión calórica en los animales de laboratorio y la reducción de la incidencia de la malignidad y menor velocidad del crecimiento de los tumores. Pero esta investigación ha sido realizada con animales y en condiciones de laboratorio, y no con seres humanos.

Por tanto, lo único que podemos aconsejar con respecto a la nutrición es la disminución de la ingestión de calorías para los pacientes con sobrepeso hasta que alcancen su peso adecuado. Asimismo sugerimos que se evite el consumo excesivo de alcohol.

Se puede ganar mucho al realizar ejercicio físico regularmente, por lo que te animamos a que comiences un programa hoy mismo, sea cual sea tu actual condición física. Los beneficios físicos y psicológicos son inmediatos.

18

ENFRENTARSE A LOS MIEDOS
A LA RECAÍDA Y LA MUERTE

Prácticamente a todos los pacientes de nuestro proyecto de investigación en el centro de tratamiento de Fort Worth se los ha considerado médicamente incurables, con unos pronósticos que indican que sus expectativas de vida son a lo sumo de un año. Aunque la mayor parte de los que están realizando nuestro programa han superado estas expectativas de vida, y muchos no muestran signos de la enfermedad, la probabilidad de la recaída y de la muerte están siempre presentes para ellos.

Todos los pacientes de cáncer temen la posibilidad de la recaída y, efectivamente, no es extraño que cuando un paciente comienza el tratamiento mejore significativamente y luego experimente una recaída. Sin embargo, para los pacientes que usan nuestro enfoque del tratamiento, resulta particularmente angustioso, porque tiende a arrojar dudas sobre la efectividad del tratamiento y sobre su capacidad para llevar a cabo los cambios psicológicos necesarios para mantener la salud. Para afrontar esta situación, hemos aprendido a equilibrar las esperanzas de recuperación de nuestros pacientes con una discusión abierta sobre cómo manejar sus miedos a la recaída y a la muerte. Es importante que entiendan que los cambios psicológicos que hacen posible la recuperación no son una carrera cuesta arriba, sino que constituyen un proceso dinámico, con sus altos y sus bajos a lo largo del camino.

RECAÍDA: LA RETROALIMENTACIÓN DEL CUERPO

Uno de los mejores modos para reducir el miedo a la recaída es estar preparado por si sucede. Cuando nuestros pacientes acuden por primera vez a nosotros, exploramos juntos sus peores miedos sobre la recaída y desarrollamos una estrategia para enfrentarnos con ella en caso de que tenga lugar. Les describimos lo que suele suceder cuando se le dice a un paciente que su enfermedad ha vuelto. Normalmente la noticia es seguida por un periodo de confusión y desasosiego emocional, un sentimiento de que «se han ido a pique». Muchos han descrito este periodo como un viaje en la montaña rusa que dura de una a cuatro semanas, según la cantidad de apoyo emocional que tenga el paciente. Durante este tiempo, puede darse una reevaluación o un cambio del tratamiento médico. Nosotros animamos a nuestros pacientes a que no esperen demasiado de ellos mismos en este periodo. Necesitan su energía simplemente para mantenerse a flote.

Les pedimos asimismo que recuerden dos cosas. En primer lugar, deben recurrir a todos los que se encuentran en su sistema de apoyo –familia, amigos, el equipo médico– para pedirles amor, comprensión y aceptación de sus bruscos cambios de humor. Deben sentir que de este apoyo les llega la energía necesaria para combatir la desesperación. En segundo lugar, no deben tomar ninguna decisión importante sobre lo que piensan que será el desenlace final de su enfermedad. Si el paciente decide que el futuro va a ser tan doloroso como el presente, puede rendirse emocionalmente, lo que tal vez acelere su decadencia física. Durante la recaída, les pedimos que recuerden que es un periodo doloroso y aterrador, pero que es *transitorio.* El choque y la confusión pasarán. Cuando esto suceda, pueden empezar a hacer una evaluación más tranquila de lo que ha ocurrido y de lo que reserva el futuro.

En cuanto los pacientes indican que este periodo difícil ha concluido y que tienen energía y fuerzas para poder examinar con una perspectiva mejor el significado de su recaída, comenzamos a investigarlo juntos. No consideramos la recaída como un fracaso, sino como un mensaje fisiológico del cuerpo que tiene una gran cantidad de implicaciones psicológicas llenas de significado. Algunos de los posibles mensajes son:

1. **Los pacientes pueden haberse rendido inconscientemente a los conflictos emocionales con los que se enfrentan.** La recaída transmite el mensaje de que necesitan ayuda para resolver los conflictos o para encontrar modos mejores de enfrentarse con ellos.

2. **LOS PACIENTES PUEDEN NO HABER HALLADO AÚN LOS MO-DOS DE DARSE EL PERMISO NECESARIO PARA SATISFACER SUS NECESIDADES EMOCIONALES SALVO CON LA ENFERMEDAD.** Es, por tanto, preciso en estos momentos revisar cuidadosamente los «beneficios» de la enfermedad para estar seguros de que pueden encontrar esos otros modos de satisfacer sus necesidades.

3. **LOS PACIENTES PUEDEN ESTAR TRATANDO DE CAMBIAR EN SUS VIDAS DEMASIADAS COSAS DEMASIADO RÁPIDAMENTE, LO CUAL SUPONE EN SÍ MISMO UN ESTRÉS FÍSICO.** Sus cuerpos les están diciendo que lo hagan más despacio y que no vayan tan aprisa.

4. **LOS PACIENTES PUEDEN HABER HECHO CAMBIOS IMPOR-TANTES, PERO DESPUÉS HABERSE DESCUIDADO Y HABERSE HECHO AUTOCOMPLACIENTES.** Muchos pacientes han comentado la dificultad de mantener actividades que no les causaran estrés una vez que ha pasado la amenaza inmediata de la enfermedad. Esto es, sin duda, comprensible. Normalmente tendemos a responder con rapidez solo a las necesidades inmediatas, y un nuevo régimen solo puede transformarse en hábito con una práctica disciplinada.

5. **LOS PACIENTES PUEDEN NO ESTAR CUIDÁNDOSE EMOCIO-NALMENTE; SU COMPORTAMIENTO PUEDE SER AUTODES-TRUCTIVO.** Sus cuerpos les recuerdan que den prioridad a su salud y a sus propias necesidades.

Esta lista es parcial. Un terapeuta puede ser muy útil para descubrir qué mensaje oculta la recaída, pero los pacientes deben explorar de forma activa sus propias mentes para comprender el significado del mensaje.

La consulta con el Guía Interno, como describimos en el capítulo 15, puede ser muy útil durante este proceso. Animamos a nuestros pacientes a que evoquen la imagen de su consejero al menos una vez al día en su proceso de imágenes mentales y que le pregunten: «¿Cuál es el significado de mi recaída? ¿Qué mensaje encierra para mí?».

Otro ejercicio válido consiste en que los pacientes examinen el periodo de tiempo inmediatamente anterior a la recaída. ¿Qué cambios o acontecimientos tuvieron lugar, qué conductas o actividades iniciadas entonces eran diferentes? Una vez más, la objetividad de los amigos, de los familiares o del terapeuta puede ser de gran ayuda en esta exploración. Estos procedimientos de exploración del significado de cualquier posible recaída del cáncer suelen arrojar valiosa información que tiene resultados positivos en los esfuerzos globales de los pacientes para recuperar la salud. También puede ser la ocasión de que los pacientes vuelvan a evaluar sus esfuerzos para recuperar la salud y para que decidan si deben cambiar de dirección o no.

Muerte: una decisión

Posiblemente la muerte es el hecho más lleno de emoción, más temible y más difícil de aceptar de la vida. Es tan temible que el tema de la muerte es virtualmente un tabú en nuestra sociedad. El rechazo a discutir —aunque solo sea para conocerlo mejor— este tema incrementa el temor que le tenemos y la incertidumbre que sentimos cuando nos acercamos a ella. Como ya hemos dicho, la mayor parte de los pacientes de cáncer tienen menos miedo a la muerte que a su calidad de vida. Temen una agonía prolongada que arruine a su familia y a sus amigos tanto emocional como económicamente. Les aterra la perspectiva de meses de hospital separados de sus seres queridos, llevando una vida solitaria, dolorosa, vacía. Sus familias tratan a veces de evitar completamente el tema. Cuando el paciente intenta exponer la posibilidad de su muerte, la respuesta más frecuente es: «¡No hables así! ¡Tú no vas a morirte!». Al no poder hablar de la muerte con aquellos que son más importantes para ellos, sus miedos no se alivian y pueden seguir creciendo. (En el próximo capítulo, discutiremos la importancia de una comunicación abierta sobre la muerte.)

A pesar de la reticencia que todo el mundo siente a discutirlo, la doctora Elisabeth Kübler-Ross, una de las más destacadas autoridades sobre la muerte y el morir, observó que tanto los adultos como los niños saben cuándo su muerte es inminente. También señaló (y nosotros hemos podido confirmarlo en nuestra experiencia) que frecuentemente las personas no se dejan morir, prolongando de esta forma la situación, porque un ser querido —o incluso el equipo médico— no puede aceptar su muerte. Estas personas llevan la doble carga de saber que se están muriendo y de tener que mantenerse vivas para los demás.

En la primera fase de nuestro trabajo, tuvimos algunas experiencias que fueron dolorosas tanto para nosotros como para nuestros pacientes y que nos hicieron volver a examinar nuestro punto de vista sobre la muerte y tomar conciencia de la necesidad de explicarles su derecho a responsabilizarse tanto de sus muertes como de sus vidas.

Algunos de nuestros primeros pacientes sintieron que les habíamos dado la clave para su recuperación y pensaron que podían conseguirlo, y después, como descubrimos más tarde, se sintieron culpables por haber fracasado en esa recuperación. Estos pacientes solían venir a Fort Worth tres o cuatro veces al año para sesiones de una semana, y luego volvían a sus casas. Entre las sesiones mantenían contacto telefónico con nosotros y ocasionalmente los visitábamos en sus hogares cuando hacíamos algún viaje por esa zona. De repente cesaba toda comunicación durante varias semanas, y poco después sus familias nos informaban de que habían muerto.

A causa de nuestra dedicación a estos pacientes, nos sentíamos heridos por haber sido excluidos de sus últimos días. De vez en cuando, sus familias nos comunicaban sus últimas palabras: «Decidles a Carl y a Stephanie que el método funciona» o «Decidles que no es culpa suya». Finalmente, comprendimos. Nuestros pacientes habían sentido que nuestra asistencia en sus esfuerzos para recuperar la salud los obligaba a mantenerse con vida para demostrar el éxito de nuestro programa. La muerte significaba que nos habían fallado. Con el tiempo, nos dimos cuenta de que ya que los pacientes podían dirigir el curso de su recuperación, teníamos que admitir que también podían –y debían– dirigir el curso de su muerte, si esa era la dirección que deseaban seguir.

Abrir una discusión sobre la muerte

Actualmente, como parte de nuestro programa, tratamos de liberar a los pacientes de esas culpas y de ayudarles a que se enfrenten con sus miedos y sus creencias sobre la muerte. Una mirada directa a la posibilidad de morir alivia a los pacientes de una buena parte de ansiedad y parece reducir el dolor físico de la muerte. De hecho, es raro que

nuestros pacientes sufran una muerte prolongada o dolorosa. Muchos son muy activos hasta una semana o dos antes de
fallecer, y a menudo abandonan este mundo en sus casas con
sus seres queridos o en un hospital tras una estancia de menos de una semana. Atribuimos esta mejor calidad de muerte
a su capacidad de enfrentarse con sus miedos con honestidad y comprensión y a que son conscientes de que se están
muriendo.

Solemos presentar estos temas de recaída y muerte a
nuestros pacientes en una discusión colectiva que tiene lugar
la primera semana de cada sesión de tratamiento. Exponé-
mos la posibilidad de que quizás en el futuro puedan decidir
que ha llegado para ellos el momento de morir y les pedimos
que nos comuniquen su decisión. Les aseguramos que los
apoyaremos y los cuidaremos mientras mueren, igual que
apoyamos su lucha para recuperar la salud. Tienen el derecho de abandonar la lucha y salir de la vida.

Señalemos un punto importante: nuestros pacientes,
tanto si se recuperan como si no, han triunfado en mejorar
su calidad de vida, o su calidad de muerte, y han realizado una
hazaña que requiere grandes dosis de fuerza y valor.

EXPERIENCIAS DE NUESTROS PACIENTES

Las siguientes historias muestran la variedad de experiencias que nuestros pacientes han tenido al enfrentarse con
la muerte.

Frederick

Frederick, de quien hablamos en el capítulo 16, estaba
muy próximo a la muerte cuando comenzamos a trabajar

juntos. Era muy cooperativo y mostró una mejoría emocional significativa su primera semana en el centro. Pero al final de la semana estaba claro que muchos conflictos aún estaban sin resolver, y previmos que Frederick se enfrentaría con una tempestad física y fisiológica cuando regresara a casa.

Su primera llamada la hizo cuarenta y ocho horas después de llegar a su casa, y continuó llamándonos cada dos días. Sentía una ansiedad intensa y una gran depresión, y su condición física se estaba deteriorando rápidamente. En nuestra cuarta conversación con él, cuando llevaba en casa unos diez días, le sentimos muy débil y próximo a la muerte. No comía nada, y estaba emocionalmente destrozado y agotado. Se había planteado demasiadas demandas psicológicas y estaba cayendo cuesta abajo a gran velocidad, por lo que le aconsejamos que dejara de pelear, que fuera más indiferente y que viera qué sucedía. Reconocíamos, naturalmente, que abandonar la lucha podía acelerar su movimiento hacia la muerte, pero el caso es que se estaba dirigiendo muy rápidamente en esa dirección.

Durante los tres días siguientes, Frederick estuvo semiconsciente y durmiendo casi todo el tiempo. Después nos dijo que en esos momentos sabía que estaba muy próximo a la muerte, aunque se sentía más tranquilo que lo que lo había estado anteriormente. En su estado semiconsciente, tuvo una experiencia similar a un sueño en la que se vio obligado a tomar la decisión consciente de vivir o morir. En este estado de ensoñación decidió vivir, y al hacerlo recuperó la conciencia, se dirigió a su mujer y le habló claramente por primera vez en tres días. Le pidió que le pusiera la grabación de la relajación y visualización, y volvió a practicar la técnica. Al día siguiente se sintió un poco más fuerte y comenzó a comer. Continuamos comunicándonos regularmente a medida que se fue haciendo más activo, yendo a la iglesia y nadando en la piscina familiar.

Cuatro meses después del momento en que estuvo tan próximo a la muerte, volvió a practicar la medicina. Unas semanas después, sin embargo, recibió una llamada telefónica sobre la cancelación de su seguro de incapacidad. Esta llamada y la ansiedad provocada parecieron disparar la recaída. Su salud se deterioró rápidamente, la malignidad volvió y poco después murió.

Kim

Kim era una mujer que frisaba los cuarenta, con cáncer de mama y metástasis muy extendidas. Se había mostrado muy abierta y había realizado un importante trabajo emocional con nosotros, y su salud había sido buena durante aproximadamente un año. De repente sufrió una recaída. Volvió a visitarnos de forma asidua y a enfrentarse con los conflictos emocionales relacionados con su enfermedad.

Al regresar de nuevo a su casa, se sintió incapaz de reunir energía para dedicarse a las actividades que sabía que podían ayudarla en su salud. El tiempo era extremadamente frío y tormentoso, por lo que le era difícil incluso salir de casa para hacer ejercicio. Perdió el contacto con casi todos sus amigos. A medida que la enfermedad continuaba creciendo, crecía también su frustración. Nos telefoneó un día para contarnos que estaba muy desanimada. Había olvidado lo que era *estar* bien, así que ¿cómo podría mantener la esperanza de que se *pondría* bien? Le sugerimos, como hicimos con Frederick, que quizás era el momento de parar la lucha y esperar los acontecimientos. Nos dijo que nuestra sugerencia era una fuente de consuelo.

Durante nuestra conversación telefónica discutimos abiertamente la posibilidad de que podría morir si dejaba de luchar. Al día siguiente, nuestra charla fue más satisfactoria. Estaba realizando las labores del hogar, preparando la cena para su familia. Después de la cena les dijo que le dolía un poco la cabeza y que se iba a la cama. Alguien de su familia fue a ver cómo estaba poco después y descubrió que había muerto plácidamente mientras dormía.

Celeste

Celeste era una mujer de treinta y dos años que presentó uno de los ejemplos más complejos de nuestra experiencia con el proceso de morir. Habíamos trabajado con ella durante dos años y medio, desde que se le había diagnosticado un leiomiosarcoma avanzado. El tiempo de Celeste con nosotros estuvo marcado por una serie de altibajos psicológicos, con periodos de remisión y de recaída.

Hace aproximadamente un año, recibió la noticia de que tenía metástasis avanzadas en los pulmones. Celeste se puso en contacto con nosotros y nos informó de que tenía muchos dolores y que sentía que se estaba muriendo. Detuvo todos sus esfuerzos para cambiar el curso de su enfermedad y comenzó a prepararse para la muerte. Estuvo algunos días en la cama tomando analgésicos potentes, mientras muchos amigos suyos acudían a decirle adiós.

Sin embargo, un día se dio cuenta de que el hermoso escenario que había planeado para su muerte no iba a tener lugar. En vez de eso, estaba en la cama en un estado de semiestupor, tomando analgésicos pero sintiendo aún mucho dolor, constipada, incómoda y drogada. De repente fue consciente de que no quería que su hijo de cuatro años la viera morir de ese modo. Recordaba que se dijo a sí misma: «¡Maldita sea, esta no es la forma en que quiero morir!». De modo que interrumpió la medicación, salió de la cama y continuó con sus actividades, haciendo planes para un viaje de una semana a México. En unos días, estaba en el avión, prácticamente libre de dolores.

Celeste volvió a su casa y disfrutó de una salud relativamente buena durante cuatro meses. Después experimentó otra recaída de su enfermedad. Poco antes de esto, su padre había fallecido de muerte repentina. La pérdida y los problemas que acompañaron a su herencia fueron para ella demasiado difíciles de manejar. Poco después recibió la noticia de que a su madre le habían diagnosticado cáncer.

Hace poco, Celeste nos telefoneó para decirnos que otra vez estaba dispuesta a morirse. Añadió que creía que podía recuperar su salud, pero que no tenía fuerzas para hacerlo. Nos agradeció el trabajo que habíamos hecho con ella y nos contó que su crecimiento emocional, obtenido de la experiencia compartida, le permitía en ese momento morir en paz. Después de que intercambiáramos nuestros sentimientos y nuestras despedidas, concluyó la conversación diciéndonos:

—Pero quiero que sepan que aún estoy abierta a un milagro... ¡y no me opondría a ponerme bien de nuevo!

Mejorar las perspectivas sobre la vida y la muerte

Estos tres pacientes aprendieron que podían luchar con éxito para mantener la vida, o abandonar la lucha y dirigirse a la muerte. Lo más destacable es que los tres confrontaron abiertamente la posibilidad de la muerte y que aparentemente decidieron cuándo estaban listos para morir.

Para ayudarle a aclarar sus ideas sobre la muerte, hemos desarrollado una visualización (digamos una «fantasía dirigida») que te anima a conseguir una perspectiva más amplia sobre la vida y su consecuencia última. Su objetivo no es «realzar» la muerte, sino estimular una revisión de la vida que pueda señalarte las metas importantes que aún puedes alcanzar. Esta actividad puede ayudarte a decidir abandonar tus viejas actitudes, creencias y rasgos de personalidad, y dar a luz nuevas creencias, nuevos sentimientos y nuevos modos de responder a la vida.

Este proceso de imágenes mentales también es utilizado en otros enfoques psicoterapéuticos además de en el caso de enfermedades que amenazan la vida. Incluso aunque no tengas cáncer, te invitamos a participar en el proceso. El ejercicio te ayudará a aclarar si crees que recaída es sinónimo de muerte, si tienes una idea particular del modo en piensas que morirás, de cómo reaccionarán tus familiares y amigos íntimos frente a tu muerte y de lo que crees que le sucederá a tu conciencia cuando mueras.

Como las ideas sobre la muerte implican creencias religiosas para mucha gente, hemos tratado de escribir las instrucciones de este proceso de un modo que no presuponga ninguna fe particular. Traduce nuestro lenguaje a la armazón de tus propias creencias. Al igual que en las otras actividades de imágenes mentales, es útil que se lean las instrucciones lentamente o que se graben con anterioridad.

1. Siéntate en una posición cómoda en una habitación tranquila y comienza con el ejercicio de relajación.

2. Cuando te sientas relajado, imagina a tu médico diciéndote que el cáncer ha regresado (si no tienes cáncer, imagina que te dice que vas a morir pronto). Experimenta los sentimientos y los pensamientos que tienes como respuesta a esta información. ¿A dónde vas? ¿A quién se lo dices? ¿Qué le dices? Tómate el tiempo necesario para imaginar la situación con todo detalle.

3. Ahora imagínate dirigiéndote hacia la muerte. Siente el deterioro físico que tiene lugar. Considera todos los detalles del proceso de morir. Sé consciente de lo que perderás al morir. Dedica unos minutos a experimentar estos sentimientos y a explorarlos con todo detalle.

4. Imagina a la gente alrededor de tu lecho de muerte. Visualiza cómo responden a tu pérdida. ¿Qué están diciendo y sintiendo? Tómate tiempo para ver lo que está sucediendo. Imagina el momento de tu muerte.

5. Asiste a tu propio funeral. ¿Quién está allí? ¿Qué dicen? ¿Qué sienten? Tómate también el tiempo necesario.

6. Visualízate muerto. ¿Qué ocurre con tu conciencia? Deja que tu conciencia se dirija a donde creas que va tras la muerte. Permanece allí tranquilamente unos momentos y experiméntalo.

7. Deja ahora que tu conciencia vaya por el universo hasta que se encuentre con lo que pienses que es la fuente de todo. Mientras estés en su presencia,

repasa tu vida con todo detalle. Tómate tu tiempo. ¿Qué has hecho que te parezca agradable? ¿Qué habrías hecho de otra manera? ¿Qué resentimientos tuviste y qué resentimientos sigues teniendo? (Nota: repase tu vida y plantéate estas preguntas al margen de lo que creas que le sucede a la conciencia después de la muerte).

8. Ahora tienes la oportunidad de volver a la Tierra con un cuerpo nuevo y de crear un nuevo plan para tu vida. ¿Elegirías los mismos padres o tomarías otros nuevos? ¿Tendrías hermanos y hermanas? ¿Los mismos? ¿Cómo sería tu trabajo? ¿Qué te sería esencial realizar en tu nueva vida? ¿Qué sería importante para ti en tu nueva vida? Piensa cuidadosamente en tus nuevos proyectos.

9. Ten en cuenta que el proceso de muerte y renacimiento es continuo en la vida. Cada vez que cambias de creencias o de sentimientos te encuentras inmerso en un proceso de muerte y renacimiento. Ahora que lo has experimentado en tu pantalla mental, eres consciente de este proceso de muerte y renovación en tu vida.

10. Vuelve ahora lenta y apaciblemente al momento presente, y mantente siempre alerta.

IMPLICACIONES DE LA FANTASÍA DE MUERTE Y RENACIMIENTO

Aunque las respuestas a este proceso son muy personales y diferentes, hemos observado algunas reacciones generales. Una de las más frecuentes de las que nos comentan nuestros pacientes es que la fantasía de su propia muerte no resulta tan difícil ni tan dolorosa como habían temido. Suelen conseguir mejoras en la perspectiva de lo que les dirían a sus seres queridos para aliviar su inevitable dolor y tristeza por la pérdida. Cuando imaginan su propio funeral, se tranquilizan al darse cuenta de que sus familiares y amigos seguirán estando allí tras su muerte. También se hacen una idea de cómo querrían que fuese su funeral.

El aspecto de la fantasía relacionado con el repaso de la vida es, probablemente, uno de los más útiles para nuestros pacientes —así como para todos los que han realizado el proceso— porque clarifica los cambios que les gustaría hacer en sus vidas. Les señalamos, tras haber realizado el proceso y haber llegado a hacer reconocimientos importantes, que tienen actualmente tiempo para efectuar los cambios deseados, de modo que cuando mueran no tengan que experimentar los pesares y los resentimientos que acaban de imaginar. Y al imaginar con la fantasía el tipo de persona que desearían ser si se les diera la oportunidad de crear una nueva vida, pueden decidir ahora mismo de qué modo les gustaría ser diferentes. Animamos a los pacientes a que exploren los modos de llegar a ser ese tipo de persona *ya*, en *esta* vida.

Mediante este ejercicio de imágenes mentales esperamos que veas que el camino hacia la salud es realmente un proceso de renacimiento. A medida que te explores a ti mismo y que analices tu participación en tu salud, estás permitiendo la muerte de las antiguas creencias no constructivas y estás creando actitudes nuevas para una nueva vida, acercándote más de este modo al tipo de persona que te gustaría ser.

19

FAMILIA CONTRA ENFERMEDAD

En nuestro centro de tratamiento de Fort Worth tenemos la firme norma de que todos los pacientes que acuden a nuestro programa deben ir acompañados por su cónyuge o, si son viudos, divorciados o solteros, los animamos a que vengan con su familiar más próximo. Ocasionalmente hemos trabajado con hijos y hermanos de nuestros pacientes. Esta política está basada en dos razones muy importantes. En primer lugar, cuando les pedimos a los pacientes que modifiquen sus actitudes sobre su enfermedad o que adopten programas de visualización o de ejercicio, el apoyo del cónyuge o de la familia puede determinar el grado de realización de estas actividades.

En segundo lugar, y no menos significativo, los cónyuges y las familias frecuentemente necesitan tanto apoyo y orientación como los propios pacientes. Ninguna experiencia puede hacer que alguien se sienta a veces confuso, inadecuado y falto de compasión y de comprensión como ver a un ser querido con una enfermedad que amenaza su vida. Pero esta experiencia también puede hacer que la persona se sienta enriquecida y humana en formas que no suelen experimentarse en el vivir cotidiano. Unos días se puede sentir un amor y una intimidad excepcionales; otros días se puede sentir rabia y frustración.

ACEPTAR LOS SENTIMIENTOS DE LOS PACIENTES... Y LOS PROPIOS

El mensaje que deseamos transmitir en este capítulo es la necesidad de aceptar este caleidoscopio de sentimientos. Si un familiar ha contraído esta enfermedad, habrá momentos cargados de emoción para ti y para tu ser querido, y tal vez algunos de esos sentimientos te parezcan «inaceptables» o «inadecuados». Puede que te enfades o que te descubras deseando que hubiera muerto o queriendo escapar de la situación. La difícil lección que hay que aprender es que no debes juzgarte por tener esos sentimientos. En lugar de eso, acepta el hecho de que los estás experimentando e intenta suspender el juicio.

Cuando nos azota una enfermedad que amenaza la vida, como es el caso del cáncer, no hay sentimientos «adecuados» o «inadecuados», «maduros» o «inmaduros»; solo hay sentimientos. Por eso es una futilidad que te digas a ti mismo qué «debes» o «deberías» sentir. Lo que hay que hacer es descubrir cómo te puedes responder más beneficiosamente a ti mismo y a tu ser querido. Y el primer paso es que aceptes tus sentimientos y los del paciente y comprendas que esas emociones son necesarias y correctas, pues provienen de que nos estamos enfrentando con la posibilidad de la muerte.

Todo el mundo es consciente de la necesidad de ser comprensivo y tolerante y de aceptar al paciente. Aplícate el mismo principio a ti. Igual que puedes comprender el pánico, el terror, el dolor que experimenta tu ser querido, sé consciente de tu propio pánico, terror y dolor y sé comprensivo contigo mismo. Nadie se enfrenta con la muerte de alguien amado sin estar enfrentándose también con la eventualidad de su propia muerte. Acéptate a ti mismo con cariño.

Los individuos varían enormemente de unos a otros en su forma de manejar las situaciones críticas. Sin embargo, el modo en el que tú te enfrentas a un diagnóstico de cáncer en tu familia es probablemente similar al modo en que te enfrentaste a otras crisis en el pasado. Este capítulo desea ofrecer apoyo y también algunas estrategias potenciales para las familias de pacientes de cáncer. No intenta crear expectativas no realistas sobre cómo «debería» manejar una familia el diagnóstico de un ser querido, ni culpabilizar por el modo en el que pudo haberse afrontado una enfermedad anterior en la familia. Es muy poco realista esperar que aprendas totalmente nuevos estilos frente a estos grandes desafíos. Lo que sigue está pensado para animar a las familias a aceptar y apreciar las dificultades con las que se enfrentan y ofrecer algunas herramientas que pueden ser útiles.

ESTABLECER UNA COMUNICACIÓN ABIERTA, EFECTIVA Y DE APOYO

La persona a la que se le diagnostica cáncer u otra enfermedad que amenace su vida puede atravesar una gran variedad de estados de ánimo. Experimenta miedo, enfado, autocompasión, una especie de pérdida de control sobre su vida... y sus altibajos emocionales a menudo le aterran. Al principio puede que también la familia reaccione con miedo ante estas grandes fluctuaciones del estado emocional de su ser querido. Quizás te des cuenta de que deseas evitar la comunicación porque es dolorosa y porque confunde.

Pero incluso si las emociones son dolorosas, es importante, durante las primeras semanas después del diagnóstico, que se establezcan las bases de una comunicación abierta y honesta. El paciente necesita que se le permita expresar sus sentimientos y se le anime a ello. Tú y todos los miembros de la familia debéis estar preparados para escuchar, incluso aunque no os guste ni lo deseéis. Si al paciente se le niega la oportunidad de discutir aquello que más le turba —miedo, dolor, muerte—, se sentirá aislado. Si lo que realmente le importa es precisamente lo que no se puede discutir, se sentirá, sin lugar a dudas, muy solitario.

Un modo de facilitar las cosas es animarle para que exprese abiertamente sus sentimientos, escuchándolos sin juzgarlos y aceptando tanto sus sentimientos como los tuyos como algo natural y necesario. Después trata de interpretar el significado real de esas demandas y satisface sus necesidades en la medida de lo posible, sin perder tu propia integridad ni sacrificar a otros miembros de la familia en el proceso. No hay duda de que requerirá cantidades poco habituales de paciencia, sensibilidad y comprensión por parte de toda la familia, pero saber qué se puede esperar, y algunos consejos sobre cómo enfrentarse a esas situaciones, pueden ser de ayuda en vuestra experiencia.

Anima la expresión de los sentimientos

Tras escuchar el diagnóstico de cáncer, los pacientes pueden llorar mucho. Están considerando la posibilidad de su propia muerte y perdiendo la creencia de que vivirán siempre. Están dándose cuenta de la pérdida de su salud y de la imagen que tienen de sí mismos como personas vitales, poderosas. El dolor es la respuesta normal; la familia debe tratar de aceptarlo. Controlar los sentimientos y mantener la compostura frente a la muerte no es una definición de valentía. Valentía es seguir siendo el ser humano que eres, incluso aunque otros quieran imponerte normas externas sobre cómo «deberías» comportarte.

Lo más sencillo e importante que la familia puede ofrecer es el deseo de atravesar esta experiencia con su ser querido. A menos que el paciente pida que le dejen solo, permaneced con él; ofrecedle mucho contacto físico, abrazos y caricias. Compartid vuestros sentimientos sin pensar que debéis modificarlos.

Los llamados sentimientos «inadecuados» cambiarán con el tiempo a medida que se modifique vuestra percepción o vuestra comprensión, pero cambiarán más rápidamente si os permitís experimentarlos y se lo permitís al paciente que si cualquiera de vosotros los niega. Negar sentimientos cortocircuita el aprendizaje potencial que ofrecen, pues los sentimientos proporcionan la base de una experiencia sobre la cual se puede desarrollar una nueva comprensión.

Es más, la forma más segura de continuar teniendo un sentimiento que pueda considerarse inadecuado es tratar de negarlo. Cuando la mente consciente niega un sentimiento, este sigue existiendo en la mente subterránea, y continúa afectando al comportamiento de formas inconscientes sobre las cuales se tiene poco control. Se está enganchado. Pero cuando los sentimientos se aceptan, es mucho más sencillo cambiarlos y liberarse de ellos.

Cualquier cosa que tú o tu familia sintáis, está bien. Cualquier cosa que el paciente sienta, está bien. Si te das cuenta de que estás tratando de cambiar los sentimientos de los demás, deja de hacerlo. Solo produce dolor y bloquea la comunicación. Nada puede dañar más una relación que el hecho de que las personas sientan que no pueden ser ellas mismas.

Escucha y responde manteniendo tu integridad

Cuando tu ser querido está emocionalmente destrozado, desearías desesperadamente hacer algo, cualquier cosa, para ayudarlo. Si esto sucede, lo mejor es preguntarle directamente: «¿Hay algo que quieres que haga?». Después, escúchale con mucha atención. Son unos momentos en los que se pueden producir malentendidos, por lo que debes tratar de escuchar el significado real de su petición.

Si el paciente estuviera experimentando autocompasión, podría decir algo como: «Oh, déjame solo; todo lo que me podría suceder ya me ha sucedido». Este es un mensaje confuso; lo mejor sería que repitieras lo que crees haber entendido —«¿Te gustaría que te dejara solo?» o «No estoy seguro de si quieres que me marche o que me quede»— para asegurarte de que has captado el mensaje y que así él sepa cómo has entendido su petición.

En otros momentos, puede que recibas alguna solicitud que no sea posible cumplir, o tal vez una explosión de sentimientos que estaban embotellados a presión. Como respuesta a tu pregunta: «¿Hay algo que quieres que haga?», puedes recibir una respuesta del tipo: «¡Sí! ¡Puedes quedarte esta maldita enfermedad para que yo tenga una vida normal como tú!». Estas respuestas pueden dejarte dolido y enfadado. Crees que has tenido un rasgo de amor y de comprensión y que has sido rechazado. Lo normal es que tiendas a responder con ira o a marcharte.

Marcharse es la más destructiva de todas las respuestas. Si reprimes tu propio dolor y pesar, comenzarás inevitablemente a alejarte emocionalmente de tu relación, lo que producirá aún más dolor y pesar. Incluso una respuesta forzada, pero que mantenga abierta la comunicación, será mejor para ambos a largo plazo. Por ejemplo, prueba con la siguiente respuesta: «Me doy cuenta de que debes de estar sintiendo mucha frustración y rabia, emociones que yo no puedo prever, pero me duele de veras cuando tienes salidas de este tipo». Esta respuesta comunica aceptación de los sentimientos de tu ser querido y honestidad con los tuyos propios.

Es importante que trates de mantener tu propia integridad. Si ofreces ayuda y recibes peticiones no razonables, debes comunicar tus límites: «Quiero ayudarte, pero no puedo hacer lo que pides. ¿Hay otra cosa que sí pueda hacer?». Esto mantiene abierta la comunicación e indica tu amor y cariño, pero también define los límites de lo que quieres y puedes hacer.

Otro problema que puede surgir es una petición que exija el sacrificio de las necesidades de otros miembros de tu familia. Este problema también puede resolverse frecuentemente con una comunicación cuidadosa, hasta que ambas partes sean conscientes de las implicaciones de la petición.

Toma esta conversación como ejemplo. Un hijo adulto está visitando a su padre en un hospital a quinientos kilómetros de su casa:

Hijo: Papá, ¿hay algo que pueda hacer para ayudarte?

Padre: Sí, si vinieras a visitarme con más frecuencia, eso me ayudaría mucho. Me siento mucho mejor cuando estás aquí.

El hijo puede querer satisfacer esta petición, pero también se da cuenta de la tensión que implica la larga distancia y la tirantez que provoca en su familia sus frecuentes ausencias. Además, en casi todas las relaciones padre-hijo hay sentimientos de culpa o daño sin resolver que complican la clara resolución de esta situación. Por consiguiente, el paso que hay que dar a continuación en este caso es que el hijo intente compartir su dilema con su padre:

Hijo: Papá, me encanta que mis visitas sean importantes para ti, y me encanta que estés mejor cuando te visito. Quisiera saber con qué frecuencia quieres que venga a verte. Quiero visitarte pero es un problema para mi familia, y estoy intentando hacer equilibrios al respecto.

Padre: Oh, no quiero ser un problema para ti. Vete y vive tu vida y olvídame. De cualquier modo, soy viejo y probablemente no viviré mucho.

En este punto sería fácil para el hijo cambiar de tema, tratar de asegurarle a su padre que le quiere o enfadarse por este esfuerzo evidente para manipularle y hacerle sentirse culpable. Meterse por ese camino impediría la resolución del problema básico. El hijo debe mantener la cuestión esencial:

Hijo: [Cariñosamente] Papá, me pediste que te visitara y me encanta hacerlo. Pero me ayudaría muchísimo si me dijeras con qué frecuencia te gustaría que viniera.
Padre: Bueno, tan a menudo como puedas. Tú sabes lo a menudo que puedes.

La conversación podría terminar aquí, sin que ninguno quede satisfecho. Una vez más, es importante que el hijo vuelva al tema central:

Hijo: [Firme, pero cariñosamente] Papá, ¿con qué frecuencia quieres que venga a visitarte? Es importante que lo sepa. Supone un esfuerzo venir a visitarte, por lo que me ayudaría mucho si me dijeras con qué frecuencia quieres que lo haga.
Padre: Bueno, me gustaría verte siempre que puedas. Me gustaría verte todos los fines de semana. Ya sé que estás terriblemente ocupado, pues quizás una vez al mes… No estoy seguro… imagino que si vinieras una vez al mes, sería mejor que nada.
Hijo: Es un largo viaje, por lo que no creo que pueda hacerlo confortablemente todos los fines de semana, pero me gustaría verte más de una vez al mes. ¿Por qué no lo hacemos cada quince días? Pienso que es razonable mientras estés así de enfermo. Ya veremos dentro de un mes. Espero que para entonces te encuentres mucho mejor, pero durante el mes próximo vendré cada quince días.

PADRE: Está bien. No quiero ser una carga para ti. Odio estar enfermo y tener que depender de ti.

De nuevo, la conversación podría terminar aquí, aunque dejaría aún cosas sin resolver. Pero está claro que parte de la susceptibilidad y autocompasión del padre proviene de la dificultad de aceptar su debilidad y poca salud. Además, continúa necesitando confirmación de que se le quiere. La mejor respuesta del hijo sería:

HIJO: Papá, debe de ser muy duro estar tan enfermo, pero quiero que sepas que te quiero, y que deseo estar contigo. Es muy importante para mi familia y para mí estar junto a ti durante esta enfermedad. Puede causar dificultades pero para eso está la familia. Solo quiero que sepas que te quiero y que espero que te pongas bien.

La conversación termina con las dos personas sintiéndose bien, sin cabos sueltos de culpabilidad o de malentendidos.

Una comunicación abierta y de apoyo requiere sensibilidad para lo que se dice y para lo que se escucha. Las sugerencias que siguen pueden serte útiles para ayudar a tu ser querido.

Trata de evitar frases que nieguen o rechacen los sentimientos del paciente, tales como: «No seas tonto, no te vas a morir», «Debes dejar de pensar de ese modo» o «Debes dejar de sentir lástima por ti mismo». Recuerda que lo único que puedes hacer por sus sentimientos es escucharlos. No necesitas comprenderlos ni cambiarlos. Si tratas de cambiarlos, harás que tu ser querido se sienta peor porque le estarás comunicando la idea de que sus sentimientos son inaceptables.

No tienes que encontrar soluciones a sus problemas, no tienes que «redimirlo» de sentimientos depresivos. Simplemente deja que exprese esos sentimientos. No es necesario que le procures ningún tipo de terapia, pues tus esfuerzos probablemente le comunicarán tu falta de aceptación y el mensaje de que sus sentimientos deberían ser diferentes de lo que son. Lo mejor que puedes ofrecer es aceptación y reconocimiento de lo que está sintiendo. Si puedes, resume tu interpretación de esos sentimientos diciendo: «Estás desbordado por el modo en que están sucediendo las cosas» o «Desde luego, no es una buena jugada». Incluso un asentimiento o un simple «entiendo» pueden ser mejores que decir cosas que impliquen falta de aceptación.

Pregúntate a ti mismo si hablas más que escuchas, o si sueles acabar sus frases. En ambos casos considera si son tus propias ansiedades las que hablan o si sería mejor dejar que él llevara la conversación.

Si hablas poco, pueden aparecer largos periodos de silencio. Durante este tiempo hay una gran introspección, por lo que es perfectamente natural que ambos os sumerjáis en vuestros pensamientos de vez en cuando; no significa rechazo. El silencio incluso puede servir para animar a compartir sentimientos largamente meditados.

Si no tienes la costumbre de permitir periodos de silencio en tu conversación —y muchos de nosotros nos sentimos obligados a llenar cualquier pausa que se produzca—, puedes creer que los silencios producen ansiedad. Trata de familiarizarte y sentirte cómodo con los silencios. Cuando dos personas se sienten cómodas con estas pausas, pueden dar más valor a su conversación, porque sienten que no necesitan hablar excepto cuando tienen algo que decir. Un modo de manejar esa sensación de ansiedad es hablando sobre ella. Comenta cómo sientes el silencio y escucha cuidadosamente la respuesta del paciente.

Sé consciente de que muchos de tus sentimientos pueden ser diferentes de los de tu ser querido. Tú puedes estar tratando de arreglar cualquiera de los hechos pragmáticos del vivir cotidiano, mientras que él puede estar lleno de miedos a la muerte y reconsiderando el sentido de su vida. En algún momento puedes creer que has comenzado a entender los sentimientos del otro, solo para darte cuenta de que su estado de ánimo ha cambiado radicalmente y que ahora tiene uno nuevo igualmente incomprensible para ti. Todo esto viene dado por lo siguiente: estáis viviendo dos experiencias muy distintas y, naturalmente, tendréis diferentes respuestas a ellas.

En muchas familias se ha convertido casi en una prueba de amor y lealtad que todas las personas tengan las mismas reacciones a las experiencias. Las esposas tienden a sentir que sus esposos se están separando de ellas, o los hijos son considerados rebeldes, si tienen reacciones sustancialmente diferentes a la misma experiencia. La exigencia de que todo el mundo tenga el mismo tipo de sentimientos «aceptables» es un obstáculo para una relación en cualquier momento, pero supone una barrera casi insuperable para la comunicación durante este periodo de gran desajuste emocional. Trata de permitir las diferencias.

Apoyar la responsabilidad y la participación del paciente

Toda familia con un miembro con cáncer siente tanto el deseo como la responsabilidad de dar tanto apoyo y cariño como sea posible. Al mismo tiempo, es esencial que los miembros de la familia satisfagan sus propias necesidades mientras permiten que el enfermo se responsabilice de su salud. Como ya sabes, nuestro tratamiento se basa en la premisa de que cada paciente puede participar activamente en su propia recuperación. Por consiguiente, es esencial que sea tratado como una persona responsable, no como un niño irresponsable o como una víctima.

Ofrécele apoyo al paciente sin tratarle como a un niño

¿Qué apoyo se puede dar a una persona amada que tiene cáncer? Lo mejor es apoyarla sin tratarla como si fuera un niño. La respuesta «aniñada» se hace hablando desde la posición de un padre que se dirige a un niño irresponsable: el padre no cree que el niño sea capaz de tomar una decisión y puede incluso hacer que equivoque su camino. El ejemplo siguiente muestra cómo se puede utilizar este enfoque con un paciente de cáncer:

Paciente: Me da miedo el tratamiento. No lo quiero. No creo que sirva para nada.

Respuesta aniñada: Vamos, ya sabes que tienes que tomarlo. No te dolerá. Es bueno para ti. Y ya no quiero oír nada más.

El tratamiento puede ser muy doloroso, por lo que una respuesta de este tipo equivoca y empequeñece al paciente.

Le comunica que no creemos que pueda tratar a la vida como es.

Tanto si el paciente como su cónyuge u otro miembro de la familia siente miedo, es importante que lo comunique como un adulto a otro, reconociendo, de forma realista y abierta, los riesgos potenciales y el dolor que implica. Una respuesta apropiada a los temores expuestos por el paciente anterior podría ser como sigue:

RESPUESTA DE APOYO: Puedo entender tus miedos. También a mí me da algo de miedo el tratamiento. Y no entiendo todo lo que implica. Pero estamos en esto y permaneceré contigo y te apoyaré como pueda. Creo que es importante que recibas el tratamiento y que confíes en que funcionará, lo mismo que todos nosotros lo esperamos.

Una respuesta de apoyo, en vez de «tratar como a un niño», es también importante cuando el paciente es un niño. El hecho de que el niño esté enfermo no implica que quiera o que necesite ser tratado como un bebé. Además, los niños pueden manejar sus sentimientos con mayor efectividad que los adultos, quizás porque están más próximos a la superficie y porque no suelen juzgarse a sí mismos por lo que sienten. Al no tratarlos como bebés, se les está comunicando el reconocimiento de sus propios recursos. Por eso, si un niño siente miedo al tratamiento, la comunicación debe ser como sigue:

RESPUESTA DE APOYO: Sí, puede que duela, y da miedo. Pero es el tipo de tratamiento que necesitas para ponerte bien, y yo estaré contigo todo el rato.

FAMILIA CONTRA ENFERMEDAD

Este último mensaje, «estaré contigo», es esencial. Todas las palabras o frases bonitas son de menos ayuda que estar con su persona amada, tenga la edad que tenga.

Ofrécele apoyo al paciente sin tratar de redimirle

Un problema similar al de tratar al paciente de cáncer como si fuera un niño es comportarse como un «redentor». El llamado «papel del redentor», que la gente adopta inconscientemente, ha sido descrito en las teorías del doctor Eric Berne, padre del análisis transaccional, y desarrollado más ampliamente por el doctor Claude Steiner en sus libros *Los juegos que juegan los alcohólicos* y *Los guiones que vivimos*. Solemos asumir ese papel cuando nos relacionamos con personas débiles, desamparadas, impotentes o incapaces de tomar las riendas de su vida. «Redimir» puede sugerir que se está ayudando a alguien, pero lo que de hecho se hace es reforzar su debilidad e impotencia.

Las familias de los pacientes de cáncer caen con facilidad en la trampa del papel del redentor con sus seres queridos, debido a que estos adoptan frecuentemente la posición de víctima, diciendo: «Estoy desamparado y desesperado. Ayúdame». La posición del redentor es entonces: «Estás desamparado y desesperado. Por tanto, trataré de ayudarte». Otras veces el redentor puede jugar el papel de perseguidor, tomando la posición: «Estás desamparado y desesperado, y es culpa tuya».

Steiner ha llamado a estas transacciones el «juego de la redención». En él, los participantes pueden continuar cambiando sus papeles casi indefinidamente. Todo el que sabe cómo jugar uno de los papeles sabe jugar los otros. El problema es que, como la mayor parte de los juegos psicológicos, es destructivo. Es un precio muy alto el que la víctima debe pagar, pues es despojada de su poder para resolver sus propios problemas y relegada a una posición pasiva.

Desde nuestro punto de vista, este «juego» puede ser el más destructivo de la necesidad de que el paciente se haga cargo de su propia salud. La transacción puede comenzar cuando la víctima se queja de su dolor, de su falta de energía o de su incapacidad para realizar las actividades normales. El redentor se ofrece entonces para intentar ayudar, haciendo las cosas por ella, redimiéndola de tener que cuidar de sí misma. Puede proporcionar un torrente de consejos (generalmente rechazados) o bien realizar las tareas desagradables sin que nadie se lo pida.

El redentor puede parecer amante y cariñoso, pero contribuye a incapacitar al paciente tanto física como psicológicamente. En algún momento este último puede enfadarse y sentir que está siendo manipulado. Como contraposición el redentor, que ha estado negando sus propias necesidades para satisfacer solo las del paciente, puede comenzar a sentirse hostil hacia él, y debido a ello se sentirá culpable por su ira. Evidentemente, nadie se beneficia con esta transacción.

Es más, estas transacciones sirven para aislar al paciente. Cuando alguien en posición de poder trata de proteger a este (y a otros miembros de la familia) de algunos temas dolorosos —especialmente la muerte—, el resultado es un corte de los canales de comunicación del paciente en los temas más importantes para él y para su familia. Aún más, esta táctica inhibe las capacidades de los miembros de la familia para expresar sus sentimientos.

Es también nocivo tratar de proteger al paciente de otros problemas familiares, tales como las dificultades escolares de los niños. Tomar la actitud de que «ya tiene demasiados problemas» le aísla de su familia precisamente en el momento en que más importante es para él sentirse involucrado en la vida. La intimidad surge de los sentimientos compartidos: en cuanto se reprimen los sentimientos se comienza a perder la intimidad.

También el paciente puede asumir el papel de redentor, lo que hace a veces «protegiendo» a los miembros de su familia al no expresar sus temores y ansiedades. En ese proceso, se aísla progresivamente de la familia. Más que proteger, lo que hace es excluir y comunicar una falta de confianza. Cuando las personas son «redimidas» de sus sentimientos, no tienen la oportunidad de experimentarlos y resolverlos. Como resultado, los miembros de la familia pueden seguir teniendo sentimientos sin resolver mucho después de que el paciente se haya recuperado o muerto.

Lo mismo que la familia necesita evitar el intento de redimir al paciente de las penas y alegrías de la vida familiar cotidiana, este necesita evitar el intento de redimir a sus familias de los sentimientos dolorosos. A largo plazo la salud psicológica de todos mejora cuando los sentimientos son expresados y resueltos con franqueza.

Ayudar, mejor que redimir

Es fácil ver cómo puede comenzar el juego del redentor entre un paciente y su cónyuge. Todos nuestros condicionamientos culturales nos dicen que el modo en que las personas amorosas deben responder a la enfermedad es cuidando a los pacientes, haciéndolo todo por ellos, ayudándoles hasta el punto de que no necesiten hacer nada. Esto lo único que consigue es que el paciente no tenga ninguna responsabilidad en su propio bienestar. La clave consiste en dar ayuda, en lugar de asfixiar. Hay una tenue línea de separación entre ambos. El elemento crítico siempre que se ayuda a alguien es ser consciente de que es algo que *tú quieres* hacer porque te hace sentirte bien, y no porque esperes algo de la persona a la que ayudas. Cada vez que te des cuenta de que estás sintiendo resentimiento o enfado, puedes estar seguro de que es porque has hecho algo con una expectativa de cómo debería responder la otra persona. Y el hábito puede estar profundamente grabado. Para poder romperlo, necesitas observar cuidadosamente tus sentimientos.

Steiner sugiere tres claves para identificar el comportamiento redentor. Estás redimiendo si:

- Haces algo para alguien sin desear hacerlo y sin comunicar que no quieres hacerlo.
- Comienzas a ayudar a otra persona y te das cuenta de que esta persona te deja a ti todo el trabajo.
- De forma sistemática no dejas que la gente sepa lo que *tú* deseas. Naturalmente, dejar que lo sepan no supone que siempre lo consigas, pero estás impidiendo que los demás puedan satisfacer tus necesidades si no las expresas abiertamente.

Si te das cuenta de que estás redimiendo en vez de ayudando, recuerda que las vidas de las personas enfermas pueden depender del uso que hagan de sus propios recursos.

Recompensar la salud, no la enfermedad

Lo mismo que es esencial para los pacientes ejercer el control de sus vidas para recuperar su salud, no es infrecuente que los cónyuges y amigos recompensen inconscientemente la enfermedad. Las familias suelen ser más amorosas, más cariñosas y dan más ayuda cuando los pacientes están débiles y desamparados, y comienzan a eliminar estas recompensas tan pronto como recuperan la salud.

Es imperativo que los cónyuges, los miembros de la familia y los amigos animen a los pacientes para que hagan lo que puedan por sí mismos y que les den amor, afecto y apoyo por su independencia, no por su debilidad. Si todas las recompensas vienen del hecho de ser débiles, los pacientes mostrarán una preferencia por la enfermedad y tendrán menos incentivos para recuperar la salud.

Recompensar la enfermedad en lugar de la salud es lo que suele suceder cuando los miembros de la familia subordinan sus propias necesidades a las del paciente. Una atmósfera en la cual las necesidades de todos, y no solamente las del paciente, son importantes anima a este a utilizar sus propios recursos para recuperar la salud.

Estas sugerencias pueden ayudarte a recompensar la salud:

1. **Anima los esfuerzos del paciente para hacerse cargo de su propia vida.** Muchos familiares tienden a precipitarse para hacerlo todo por los pacientes, lo que virtualmente les niega la oportunidad de hacerse cargo de sí mismos. Esto suele ir acompañado de comentarios del tipo: «Estás enfermo, no deberías andar haciendo estas

cosas. Déjame hacerlo a mí». Esto supone simplemente un refuerzo de la enfermedad. A los pacientes debe permitírseles hacer las cosas por sí mismos, y los familiares deben comentar la fortaleza de su ser querido: «Es estupendo el modo en que estás haciéndote cargo de ti mismo» o «Nos encanta cuando participas en las actividades familiares».

2. **COMENTA LA MEJORÍA DEL PACIENTE.** A veces la gente es tan consciente de la enfermedad que se olvida de comentar cuando el paciente muestra signos de mejoría. Observa esos signos y dile cómo te gustan.

3. **PRACTICA CON EL PACIENTE ACTIVIDADES QUE NO ESTÉN RELACIONADAS CON LA ENFERMEDAD.** A veces puede parecer (entre visitas al médico, tratamientos, obtención de medicaciones...) que solo hay actividades relacionadas con la enfermedad. Pero para poner el énfasis en la vida y en la salud, es importante emplear el tiempo en hacer realizar actividades juntos. Tener cáncer no significa dejar de divertirse. Más bien al contrario: cuanto mejor es la vida, mayor es el interés que tiene el paciente de cáncer en seguir vivo.

4. **CONTINÚA DEDICANDO TIEMPO AL PACIENTE A MEDIDA QUE MEJORA.** Como ya se ha dicho, muchas familias dan apoyo y atención a los pacientes mientras están enfermos, y los ignoran cuando comienzan a recuperarse. Como a todos nos gusta que estén atentos a nosotros, esto significa que recibimos la recompensa de la atención mientras estamos enfermos, y la perdemos cuando mejoramos. Por eso, ofrece conscientemente atención permanente y apoyo durante la recuperación.

Para estar seguro de que se está recompensando la salud y evitando la redención, cada familiar debe ser consciente de sus propias necesidades emocionales. Sin duda esto es difícil y va contra el papel de «desprendimiento del yo» que la sociedad patrocina como respuesta a la enfermedad. Pero si te olvidas de tus necesidades para satisfacer las necesidades de otro, esto conduce al resentimiento y a la ira. Quizás no seas consciente —o no quieras reconocerlo— de estar experimentando esos sentimientos. De hecho, un cónyuge puede reprender con irritación a los niños que se quejan de los cambios que se han producido en sus vidas por la enfermedad de su padre o su madre, pero parte de la irritación surge de haber evitado sus propios sentimientos de frustración y de resentimiento.

Muchas familias colocan en primer lugar las necesidades del paciente porque piensan, quizás inconscientemente, que morirá. Esta expectación se observa en comentarios como: «Estos pueden ser mis últimos meses con él, así que quiero asegurarme de que todo sea perfecto». Esta actitud tiene dos graves consecuencias: resentimiento y comunicación de la expectación negativa. Tal como hemos dicho, la familia termina resintiéndose de ese sacrificio innecesario, y el paciente se resiente de la sutil demanda de gratitud que le plantea el autosacrificio de su familia. La capacidad de la familia de mantener sus intereses en un nivel más o menos normal sin servilismos para con el paciente reduce el resentimiento de ambos lados.

Es más, la autoinmolación de la familia comunica la creencia de que el paciente morirá. Cuando no se plantean discusiones, no se hacen planes a largo plazo o se evitan las referencias a la enfermedad o muerte de algún conocido, también se está comunicando la expectación de la muerte. Lo que se evita suele ser lo que se teme, de modo que, por omisión, la familia está expresando su expectación. Y a causa del papel determinante que puede tener esta en la superación del cáncer o de otras enfermedades, la expectación negativa de la familia está minando seriamente la capacidad del paciente de mantener la esperanza.

Por consiguiente, es esencial tratar al paciente como si se esperara que fuera a vivir. La familia no necesita creer que *se recuperará*; solo necesita creer que *puede* recuperarse.

Otras creencias que las familias pueden estar comunicando a los pacientes, ya sea abierta o sutilmente, están relacionadas con la evaluación que hacen del tratamiento y de la competencia del equipo médico. Una vez más, ya que la creencia positiva del paciente en la efectividad del tratamiento y la confianza en su médico juegan un papel determinante en la recuperación, puede que sea necesario que reexamines tus propias expectaciones e intentes modificar tus creencias de modo que brinden apoyo efectivo. Tú eres una parte del «sistema de apoyo» del paciente, por lo que es determinante que alientes la salud y la recuperación.

Lo ideal es que la familia tenga una creencia positiva, tanto en que el paciente pueda recuperar la salud como en que el tratamiento es un aliado fuerte y poderoso. Nos damos cuenta de que esto es pedir mucho cuando la familia, al igual que el paciente, ha recibido toda la programación de la sociedad que dice que cáncer equivale a muerte. Pero no olvides la enorme importancia de tus creencias.

Satisfacer las demandas de una larga enfermedad

Las sugerencias que hemos hecho –establecer una comunicación clara y honesta y tratar de evitar el rechazo sistemático de las necesidades de todos menos del paciente– están basadas en las realidades de vivir con un enfermo de cáncer durante muchos meses o años. El precio de redimir al paciente es que puedes estar viviendo tu vida con un papel falso. Es un gasto enorme de energía intentar actuar positivamente cuando no se siente. La deshonestidad sobre la posibilidad de recurrencia de la enfermedad o sobre la muerte crea distancia y torpeza en la relación.

La deshonestidad también puede reflejarse en la salud física de los miembros de la familia. El estrés producido por una larga y amenazadora enfermedad puede amenazar también tu propia salud, a menos que te enfrentes al problema abiertamente. Desde luego, la honestidad crea dolor pero, según nuestra experiencia, es menor que el dolor de la distancia y el aislamiento inevitables que acontecen cuando las personas no pueden ser ellas mismas.

La familia también puede encontrar que es difícil proporcionar todo el apoyo emocional que necesita el paciente, debido a la intensidad de la relación en estos momentos y al hecho de que los miembros de la familia tienen sus propias necesidades. Sin embargo, no hay ninguna ley que limite una relación cálida y de apoyo a los familiares más próximos, y muchos pacientes se benefician al establecer lazos de amistad y uniones con personas fuera de la familia que pueden darles algo del apoyo y del reconocimiento que necesitan. El esfuerzo del paciente para salir de la familia no debe ser considerado como un signo de que esta ha fracasado. No es razonable considerar que los miembros de la familia puedan satisfacer todas las necesidades emocionales del paciente y atender además las suyas propias.

Tanto el paciente como sus familiares pueden beneficiarse con las consultas periódicas de un psicólogo para resolver sus dificultades o para conseguir apoyo y saber cómo satisfacer sus necesidades en una situación que es potencialmente generadora de culpa para todos. Muchos departamentos de oncología ofrecen la asesoría de psicólogos como parte del programa de tratamiento. Asimismo, hay un número creciente de psicólogos y terapeutas entrenados en cómo ayudar a los pacientes de cáncer y a sus familias.

El asesoramiento a las familias suele ser muy útil para abrir la comunicación y para proporcionar un ambiente seguro en el cual se puedan considerar todos los problemas productores de ansiedad. También puede ayudar a que los pacientes superen algunos de los factores que han podido ser de capital importancia en su susceptibilidad al cáncer.

La carga financiera casi inevitable de una larga enfermedad, coloca a la familia en otra zona difícil que precisa honestidad y comunicación abierta. Generalmente puede hacer que los miembros de la familia se sientan culpables si gastan dinero en satisfacer sus propias necesidades. Nuestro condicionamiento social nos sugiere que todo el dinero disponible debe ser dedicado a las necesidades del paciente. Y los pacientes también se sienten culpables al gastar el dinero, pues es precisamente su enfermedad la que está suponiendo ese enorme gasto en sus familias.

Todos estos sentimientos se exageran mucho más si el paciente o la familia creen que la muerte es inevitable. La familia suele entonces animar al paciente a que gaste, mientras que él puede sentir que ese dinero se está «malgastando» al dedicárselo a él y que debería ir a los miembros de la familia que «aún tienen una vida por delante». Pocas familias equilibran con facilidad las necesidades financieras de todos. Para conseguirlo se precisa discutir el problema abiertamente y solucionarlo de forma creativa.

Aprender y crecer

A pesar del serio conflicto que representa, si estás decidido a confrontar abierta y honestamente la experiencia de la enfermedad de tu ser querido, de una enfermedad con riesgo para su vida, la experiencia puede contribuir a tu propio crecimiento. Muchos de nuestros pacientes nos han comentado que la comunicación abierta durante la enfermedad los ha llevado a una mayor intimidad y profundidad en sus relaciones. Otra consecuencia frecuente de afrontar la posibilidad de la muerte de un ser querido es que se modifican los propios sentimientos sobre la muerte. Cuando uno se ha enfrentado indirectamente con la muerte, se da cuenta de que ya no provoca el mismo terror.

Hemos observado en capítulos anteriores que algunos pacientes que se han enfrentado al cáncer y han trabajado para influir en el curso de su enfermedad han desarrollado una fuerza psicológica mayor que la que poseían antes de la enfermedad: el sentimiento de estar «mejor que bien». Esto es igualmente cierto para sus familias. Los que le plantan cara al cáncer con honestidad y mente abierta también pueden estar «mejor que bien». Tanto si el paciente se recupera como si no, la familia puede desarrollar una fuerza psicológica con la que vivir el resto de su vida.

BIBLIOGRAFÍA

Abse, D. W., Wilkins, M. M., Kirschner, G., Weston, D. L., Brown, R. S. y Buxton, W. D. «Self-frustration, night-time smoking, and lung cancer». *Psychosomatic Medicine*, 1972, 34, 395.

_____VandleCastle, R. L., Buxton. W. D., Demars, J. P., Brown, R. S. y Kirschner, L. G. «Personality and behavioral characteristics of lung cancer patients». *Journal of Psychosomatic Research*, 1974, 18, 101-13.

Achterberg, J., Simonton, O. C. y Simonton, S. *Stress, Psychological Factors, and Cancer*. Fort Worth. New Medicine Press, 1976.

Anand, B. K., Ohhina, G. S. y Singh, B. «Some aspectes of electro-encephalographic studies in Yogi». *Electroencephalography Clinical Neurophysiology*, 1964, 13, 452-456.

Andervont, H. B. «Influence of environment on mammary cancer in mice». *National Cancer Institute*, 1944, 4, 579-581.

Aring, C. D. «Breast cancer revisited», *JAMA*, 1975, 232 (7), 742-744.

Bacon, C. L., Rennecker, R. y Cutler, M. A. «Psychosomatic survey of cancer of the breast». *Psychosomatic Medicine*, 1952, 14, 453-460.

Balitsky, K. P., Kapshuk, A. P. y Tsapenko, V. F. «Some electrophysiological peculiarities of the nervous system in malignant growth». *Annals of the New York Academy of Sciences*, 1969, 164, 520-525.

Baltrusch, H. J. F. «Results of clinical-psychosomatic cancer research». *Psychosomatic Medicine (Solothurn)*, 1975, 5, 175-208.

Bard, M. y Sutherland, A. M. «Psychological impact of cancer and its treatment: IV. Adaptation to radical masectomy». *Cancer*, Julio-agosto de 1955, 8, 656-672.

Bathrop, R. W. «Depressed lymphocyte function after bereavement». *The Lancet*, 16 de abril de 1977, 834-836.

Bery, J. F. y Benson, H. A. «Simple psychophysiologic technique which elicits the hypometabolic changes of the relaxation response». *Psychosomatic Medicine*, marzo-abril de 1974, 115.

Beecher, H. K. «The powerful placebo». *JAMA*, 1955, 159, 1602-1606.

«Behavioral factors associated with etiology of physical disease», en C. B. Bahnson (Ed.), *American Journal of Public Health*, 1974, 64, 352-364.

Bennette, G. «Psychic and cellular aspectes of isolation and identity impairment in cancer: A dialectic of alienation». *Annals of the New York Academy of Sciences*, 1969, 164, 352-364.

Benson, H. «Your innate asset for combating stress». *Harvard Business Review*, 1974, 52, 49-60.

————. *The relaxation response.* Nueva York: William Morrow Company, 1975.

———— Beary, F. y Carol, M. P. «The relaxation response». *Psychiatry*, febrero de 1974, 37.

———— y Epstein, M. D. «The placebo effect: A neglected asset in the care of patients». *JAMA*, 1975, 12, 1225-1226.

Bernard, C. *Intoducción al estudio de la medicina experimental.* Barcelona: Fontanella, 1976.

Bittner, J. J. «Differences observed in tumor incidence of albino strain of mice following change in diet». *American Journal of Cancer*, 1935, 25, 791-796.

Blumberg, E. M. «Results of psychological testing of cancer patients», en J. A. Gengerelli y F. J. Kirkner (Eds.), *Psychological Variables in Human Cancer.* Berkeley y Los Ángeles: University of California Press, 1954, 30-31.

———— West, P. M. y Ellis. F. W. «A possible relationship between psychological factors and human cancer». *Psychosomatic Medicine*, 1954, 16 (4), 276-286.

Bolen, J. S. «Meditation and psychotherapy in the treatment of cancer». *Psychic*, julio-agosto 1973, 19-22.

Brown, B. *Mente nueva, cuerpo nuevo.* México: Diana, 1980.

Brown, F. «The relationship between cancer and personality». *Annals of the New York Academy of Sciences,* 1966, 25, 865-873.

Buccola, V. A. y Stone, W. J. «Effects of jogging and cycling programs on physiological and personality variables in aged men». *Research Quaterly,* mayo de 1975, 46 (2), 134-139.

Bulkley, L. D. «Relation of diet to cancer». *Med. Rec.,* 1914, 86, 699-702.

Burnet, F. M. «The concept of immunological surveillance». *Prog. Exp. Tumor Research,* 1970, 13, 1027.

Burrows, J. *A practical essay on cancer.* Londres, 1783.

Butler, B. «The use of hypnosis in the case of cancer patients». *Cancer,* 1954, 7, 1.

Cannon, W. B. *Bodily changes in pain, hunger, fear, and rage* (2ª ed.). Nueva York: Appleton-Century, 1934.

Chigbbuh, A. E. «Role of psychosomatic factors in the genesis of cancer». *Rivista Internazionale di Psicologia e Ipnosi,* 1975, 16(3), 289-295.

Cobb, B. «A social-psychological study of the cancer patient». *Cancer,* 1954, 1-14.

Collingwood, T. R. «The effects of physical training upon behavior and self-attitudes». *Journal of Clinical Psychology,* octubre de 1972, 28(4), 583-585.

_____ y Willet, L. «The effects of physical training upon self-concept and body attitude». *Journal of Clinical Psychology,* julio de 1971, 27(3), 411-412.

Crile, G. Jr. *What every woman should know about the breast cancer controversy.* Nueva York: Macmillan, 1973.

Doloman, G. F. «Emotions, stress, the central nervous system, and immunity». *Annals of the New York Academy of Sciences,* 1969, 164(2), 335-343.

Dunbar, F. *Emotions and bodily changes: A survey of literature-psychosomatic interrelationships 1910-1953* (4ª ed.). Nueva York: Columbia University Press, 1954.

Evans, E. *A psychological Study of cancer,* Nueva York: Dodd, Mead & Company, 1926.

Ewing, J. «Animal experimentations and cancer». Defense of Research Pamphlet 4, *AMA,* Chicago, 1911.

Folkins, C. H. «Effects of Physical training on mood». *Journal of Clinical Psychology,* 1976, 32(2), 385-388.

Fox. B. H. «Psychological epidemiology of cancer», en J. W. Cullen, B. H. Fox y R. N. Isom (Eds.), *Cancer: The behavior of dimensions.* Nueva York: Raven Press, 1976.

_____y Howell, M. A. «Cancer risk among psychiatric patients». *International Journal of Epidemiology,* 1974, 3, 207-208.

Fox, E. *Sermon on the mount.* Nueva York: Harper&Row, 1938.

Friedman, M. y Rosenman, R. *Conducta tipo A y su corazón.* Barcelona: Grijalbo, 1976.

Galeno. *De tumoribus.*

Gendron, D. *Enquiries into nature, knowledge, and cure of cancers,* Londres, 1701.

Gengerelli, J. A. y Kirkner, F. J. (Eds.). *Psychological variables in human cancer.* Berkeley y Los Ángeles: University of California Press, 1954.

Glade, P. R., Zalvidar, N. M., Mayer, L. y Cahill, L. J. «The role of cellular immunity in neoplasia». *Pediatric Research,* 1976, 10, 517-522.

Glasser, R. *El cuerpo es el héroe.* México: Diana, 1980.

Gottschalk, L. A., Kunkel, R., Wohl, T. H., Saenger, E. L. y Winger, C. N. «Total and half body irradiation: Effect on cognitive and emotional processes». *Archives of General Psychiatry,* noviembre de 1969, 21, 574-580.

Green, E. y Green, A. *Beyond Biofeedback.* Nueva York: Delacorte, 1977.

Greene, W. A. Jr., Young, L. y Swisher, S. N. «Psychological factors and reticuloendothelial disease: II. Observations on a group of women adolescents with lymphomas and leukemia». *Psychosomatic Medicine,* 1958, 20, 122-144.

_____y Miller, G. «Psychological factors and reticuloendothelial disease: IV. Observations on a group of children and adolescents with lymphomas and leukemia». *Psychosomatic Medicine,* 1956, 18, 284-303.

Hoffman, S., Paschikis, K. E., Cantarow, A., DeBiar, D. A. y Williams, T. L. «The influence of exercise on the growth of transplanted rat tumors». *Cancer Research,* junio de 1972, 22, 597-599.

Holmes, T. H. y Rahe, R. H. «The social readjustment rating scale». *Journal of Psychosomatic Research,* 1967, 11, 213-218.

Hutschnecker, A. A. *La voluntad de vivir.* Madrid: Los Libros del Comienzo, 1999.

Jaffer, F. *Any time now.* Effie's Press, 1977.

Kissen D. M. y LeShan L. L. (eds.), *Psychosomatic aspectes of neoplastic disease.* Filadelfia: J. B. Lippincott Company, 1964,

Klopfer, B. «Psychological variables in human cancer». *Journal of Projective Techniques,* 1957, 21, 331-340.

LeShan, L. L. «An emotional life history pattern associated with neoplastic disease». *Annals of the New York Academy of Sciences,* 1966, 25, 780-793.

LeShan, L. L. *Usted puede luchar por su vida.* Madrid: Los Libros del Comienzo, 1998.

Lewis, N. D. C. *Research in dementia praecox.* Nueva York: Comité para la Higiene Mental, 1936.

Nunn, T. H. *Cancer of the breast.* Londres: J. & A. Churchill, 1822.

Paget, J. *Surgical pathology* (2ª ed.). Londres: Longman's Green, 1870.

Pelletier, K. R. *Mind as healer, mind as slayer.* Nueva York: Delta, 1977.

Pendergrass, E. «Host resistance and other intangibles in the treatment of cancer». *American Journal of Roentgenology,* 1961, 85, 891-896.

Rasmussen, A. F., Jr. «Emotions and immunity». *Annals of the New York Academy of Sciences,* 1969, 164, 458-462.

Riley, V. «Mouse mammary tumors: Alteration of incidence as apparent function of stress». *Science,* agosto de 1975, 189, 465-467.

Rosenthal, R. *Experimenter effects in behavioral research.* Nueva York: Appleton-Century-Crofts, 1966.

_____ y Rosnow, R. L. (eds.). «The volunteer subject». *Artifact in behavioral research.* Nueva York: Academic Press, 1969.

Rusch, H. P. y Kline, B. E. «The effect of exercise on the growth of a mouse tumor». *Cancer Research,* 116-118.

Samuels, M. N. *Ver con el ojo de la mente.* Madrid: Los Libros del Comienzo, 1991.

Schmale, A. H. e Iker, H. «The psychological setting of uterine cervical cancer». *Annals of the New York Academy of Sciences,* 1966, 125, 807-813.

_____ «Hopelessness as a predictor of cervical cancer». *Social Science and Medicine,* 1971, 5, 95-100.

Seligman, M. E. P. *Indefensión.* Madrid: Debate, 1981.

Selye, H. *The stress of life.* Nueva York: McGraw-Hill, 1956.

Sheehy, G. *Las crisis de la edad adulta.* Barcelona: Mundo Actual, 1978.

Silvertsen, I. y Dahlstrom, A. W. «Relation of muscular activity to carcinoma: Preliminary report». *Journal of Cancer Research,* 1921, 6, 365-378.

_____ y Hastings, W. H. «Prelininary report on influence of food and function on incidence of mammary gland tumor in «A» stock albino mice». *Minnesota Med.,* diciembre de 1938, 21, 873-875.

Simonton, O. C. y Simonton, S. «Belief systems and management of the emmotional aspects of malignancy». *Journal of Transpersonal Psychology,* 1975, 7 (1), 29-47.

Snow, H. *The reappearance [recurrence] of cancer after apparent extirpation.* Londres: J. & A. Churchill, 1870.

_____ *Clinical notes on cancer.* Londres: J. & A. Churchill, 1883.

_____ *Cancer and the cancer process.* Londres: J. & A. Churchill, 1893.

Solomon, G. F. «Emotions, stress, The central nervous system, and immunity». *Annals of the New York Academy of Sciences,* 1969, 164, 335-343.

_____ y Amkraut, A. A. «Emotions, stress, and immunity». *Frontiers of Radiation Therapy and Oncology,* 1972, 7, 84-96.

Steiner, G. *Los guiones que vivimos.* Barcelona: Kairos, 1992.

Sundstroem, E. S. y Michaels, G. *The adrenal cortex in adaptation to altitude, climate, and cancer.* Berkeley: University of California Press, 1942.

Thomas, C. B. y Duszynski, D. R. «Closeness to parents and the family constellation in a prospective study of five disease states: Suicide, mental ilness, malignant tumor, hypertension, and coronary heart disease». *The John Hopkins Medical Journal,* 1973, 134, 251-270.

Turkevish, N. M. «Significance of typological peculiarities of the nervous system in the origin and development of cancer of the mammaries in mice». *Vopr. Oncol.,* 1955, 1 (6), 64-70.

Ulene, A. *Feeling fine.* Los Ángeles: J. P. Tarcher, 1977.

Wallace, R. K. y Benson, H. «The physiology of meditation». *Science,* Marzo 1970, 167, 1751-1754.

_____ «The physiology of meditation». *Scientific American,* febrero de 1972, 84.

Walse, W. A. *Nature and treatment of cancer.* Londres: Taylor and Walton, 1846.

Weitzenhoffer, A. M. «Hypnotism: An objective study in suggestibility». Nueva York: Wiley & Sons, 1953.

ÍNDICE